Psychosomatische Medizin im interdisziplinären Gespräch

Herausgeber: R. Klußmann

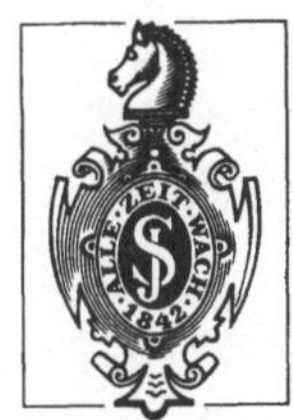

R. Klußmann (Hrsg.)

Stoffwechsel

Der Kranke mit Adipositas, Anorexia nervosa,
Bulimie, Diabetes mellitus, Gicht

Mit 22 Abbildungen und 5 Tabellen

Springer-Verlag
Berlin Heidelberg New York
London Paris Tokyo

Professor Dr. Rudolf Klußmann

Leiter der Psychosomatischen Beratungsstelle
der Medizinischen Poliklinik der Universität München
Pettenkofer Straße 8a, 8000 München 2

ISBN-13: 978-3-540-18264-1   e-ISBN-13: 978-3-642-72938-6
DOI: 10.1007/978-3-642-72938-6

Gesamtherstellung: Appl, Wemding
2119/3140-543210

Vorwort

Nach Erscheinen des 1. Bandes *Psychosomatische Medizin im interdisziplinären Gespräch* mit dem Schwerpunktthema „Der Magen-Darm-Kranke und seine prä- und postoperative Situation" legen wir jetzt den 2. Band vor. Er befaßt sich mit Fragen des Stoffwechselkranken, der Adipositas, der Anorexia nervosa, der Bulimie, dem Diabetes mellitus, der Gicht und allgemeinen Stoffwechselproblemen.

In der Praxis hat sich gezeigt, daß die alleinige schulmedizinische Betrachtung und Behandlung auch der Stoffwechselkranken nicht zu dem gewünschten Erfolg nach den therapeutischen Maßnahmen und nach entsprechender (Diät)beratung führt. Die Zahl der Adipösen hat trotz intensiver Bemühungen von seiten der Ärzteschaft nicht abgenommen. Gesellschaftliche und individuelle Bindungen haben dazu geführt, daß die Bulimie als relativ neues Krankheitsbild hinzugekommen ist und die Rate der Anorexiepatientinnen sich eher erhöht hat. Das Risiko eines Gichtpatienten, an einer oder mehrerer der gravierenden Folgeerscheinungen zu erkranken, ist nach wie vor groß, obgleich Medikamente und Einhalten der Diät sie mit Sicherheit verhindern können. Beim Diabetes mellitus hat sich gezeigt, daß das „didaktische Gerüst" einer Klassifizierung und Typisierung zwar hilfreich, für das Verständnis des Krankheitsverlaufs eine Stereotypisierung jedoch nicht ausreicht, weil die individuelle Vielfalt der Erscheinungsformen so groß ist, daß eine Individualisierung der Therapie erfolgen muß (Gries).

Einen wesentlichen Beitrag zu dieser Art diagnostischen und therapeutischen Vorgehens kann der psychosomatische Ansatz bieten, weil er das breite psychosoziale Umfeld des Patienten zu berücksichtigen versucht. Darüber hinaus beschäftigt er sich mit der Subjektivität nicht nur des Patienten, sondern auch des Arztes in seiner Beziehung zu sich selber und zu seinem Gegenüber. Dadurch wird das Arzt-Patienten-Verhältnis aus dem oft vorhandenen Macht-Ohnmacht-Gefüge herausgenommen und auf eine partnerschaftliche Ebene gestellt. Eine verbesserte Compliance ist unter Berücksichtigung der interaktionell-dynamischen Zusammenhänge wahrscheinlich. Schwierig ist jedoch der Nachweis im naturwissenschaftlichen Sinne, weil das Subjekt Mensch und dessen zwischenmenschliche Beziehungen sich kaum in ein statistisch-reproduzierbares Korsett zwingen lassen. Die große Resonanz der Tagungen in der Ärzteschaft läßt auf ein starkes Interesse und ein ausgeprägtes Bedürfnis schließen, die Medizin aus einer einseitig technokratischen Betrachtungsweise herauszuholen. Die Universitäten sind aufgerufen, die Lücke zwischen der sog. naturwissenschaftlichen Medizin und den Anforderungen des kranken Menschen in der Praxis zu schließen. Die Psychosomatik – die nach wie vor im Medizinbetrieb unverständlicherweise ein Schattendasein führt – kann einen wesentlichen Beitrag zur Überbrückung dieser Kluft leisten.

Der besondere Dank gilt den Mitautoren dieses Buches, die sich bemüht haben, ihr Fachwissen in einen weiteren Rahmen einzuordnen, der dem Anspruch dieser Publikation entspricht. Die Kooperation mit dem Springer-Verlag, insbesondere mit Herrn Dr. Graf-Baumann, war – wie vielfach erprobt – ausgezeichnet; ihm gilt Dank.

München, im September 1987   Rudolf Klußmann

Inhaltsverzeichnis

Autorenverzeichnis

Dr. rer. soc. J. Born
Abteilung für angewandte Physiologie, Universität Ulm
Steinhövelstraße 9, 7900 Ulm

Dr. disc. pol., Dipl.-Psych. E. Diebel
Abteilung für Psychosomatik und Psychotherapie
Zentrum für Psychologische Medizin
Georg-August-Universität Göttingen
Von-Siebold-Straße 5, 3400 Göttingen

Prof. Dr. med. H. L. Fehm
Abteilung für Innere Medizin I, Universität Ulm
Steinhövelstraße 9, 7900 Ulm

Prof. Dr. med. F. Gries
Institut für Diabetesforschung, Universität Düsseldorf
Auf'm Hennekamp 65, 4000 Düsseldorf 1

Dr. med. W. Kämmerer
Klinik für Psychosomatische Medizin
Krankenhaus der Henriettenstiftung
Schwemannstraße 19, 3000 Hannover 71

Prof. Dr. med. K. Köhle
Psychosomatische Abteilung, Universität zu Köln
Joseph-Stelzmann-Straße 9, 5000 Köln 41

Prof. Dr. med. R. Klußmann
Medizinische Poliklinik, Universität München
Pettenkofer Straße 8a, 8000 München 2

Prof. Dr. med., Dr. rer. soc. A. E. Meyer
Abteilung für Psychosomatik und Psychotherapie
II. Medizinische Klinik, Universitäts-Krankenhaus Eppendorf
Martinistraße 52, 2000 Hamburg 20

Prof. Dr. med. V. Pudel
Abteilung Ernährungswissenschaften
Zentrum für Psychologische Medizin
Georg-August-Universität Göttingen
Von-Siebold-Straße 5, 3400 Göttingen

Prof. Dr. med. R. Rüger
Abteilung für Psychosomatik und Psychotherapie
Zentrum für Psychologische Medizin
Georg-August-Universität Göttingen
Von-Siebold-Straße 5, 3400 Göttingen

Prof. Dr. med. M. Schaadt
Medizinische Klinik I, Universität Köln
Joseph-Stelzmann-Straße 9, 5000 Köln 41

Dipl.-Psych. J. Westenhöfer
Abteilung Ernährungswissenschaften
Zentrum für Psychologische Medizin
Georg-August-Universität Göttingen
Von-Siebold-Straße 5, 3400 Göttingen

Prof. Dr. med. G. Wolfram
Institut für Ernährungswissenschaften
Technische Universität München
8050 Freising/Weihenstephan

Prof. Dr. med. N. Zöllner
Medizinische Poliklinik, Universität München
Pettenkofer Straße 8a, 8000 München 2

Teil I. Einführung

Das Zentralnervensystem:
Steuereinheit und Zielorgan des Endokrins

H. L. Fehm und J. Born

> „If the human brain were so simple that we could understand it, we would be
> so simple that we couldn't."
>
> (Emerson Pugh, 1977)

Einleitung

1982 hat der Biochemiker Prof. H. Schriefers (Essen) einen sehr bemerkenswerten
Aufsatz zum Leib-Seele-Problem veröffentlicht und mit der Redensart eingeleitet:
„Essen und Trinken hält Leib und Seele zusammen." Dieser Satz und dieser Auf-
satz sei auch dieser Übersicht vorangestellt, die sich ja mit Essen und Trinken und
Leib und Seele beschäftigt. Im folgenden sollen einführend einige Anmerkungen
zu den Kommunikationssystemen gemacht werden, die Zentralnervensystem und
Peripherie in beiderlei Richtung miteinander verbinden. In Abb. 1 sind die beiden
wichtigsten dieser Kommunikationssysteme schematisch dargestellt. Eines dieser
Systeme, das autonome Nervensystem, ist lange bekannt, ebenso wie die Tatsache,
daß psychische Prozesse via autonomes Nervensystem periphere Vorgänge beeinflussen können. Ebenso ist es uns seit langem selbstverständlich geworden, neben
dem efferenten autonomen Nervensystem ein afferentes System zu unterscheiden,
das die Vorgänge in der Peripherie dem Zentralnervensystem zurückmeldet. Auf
dieser Schiene können durch periphere Mechanismen psychische Prozesse ausgelöst werden; man denke nur an die den Hunger begleitenden psychischen Phänomene. In den letzten 2 Jahrzehnten trat ein zweites solches Kommunikationssystem zwischen ZNS und Peripherie in den Mittelpunkt des Interesses: das
humorale System. Wir haben gelernt, daß nicht die Hypophyse, sondern vielmehr
das Zentralnervensystem das gesamte endokrine System steuert. Die Neuroendokrinologie, die diese Funktionen beschreibt, hat einen solchen Aufschwung
genommen, daß 1977 der Nobelpreisträger Guillemin fragen konnte, ob nicht die
Endokrinologie als Zweig der Neuroendokrinologie aufzufassen sei (Guillemin
1977). Die zentralnervöse Steuerung des Endokriniums geschieht über die Bildung
von Neuropeptiden in den Kernen des Hypothalamus, die auf dem Blutweg – also
als Neurohormone – zum Hypophysenvorderlappen gelangen. Im 1. Teil dieses
Referats soll also dieses efferente humorale System kurz dargestellt werden. Im
2. Teil soll belegt werden, daß es darüber hinaus – in Analogie zum afferenten
Nervensystem – ein afferentes humorales System gibt, d. h. daß die peripheren
Hormone zentralnervöse Funktionen im Sinne eines Rückkoppelungsmechanis-
mus beeinflussen können.

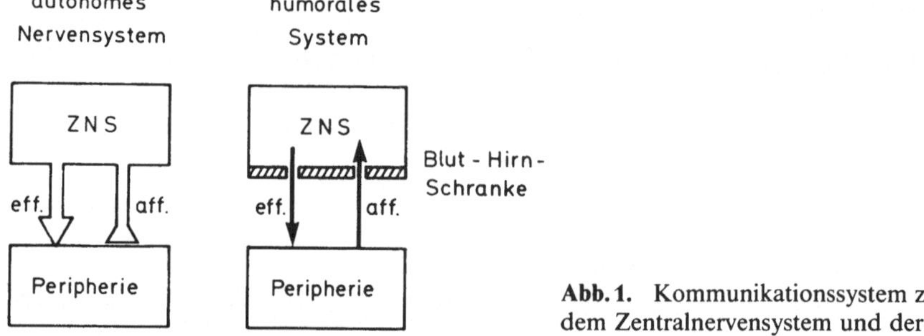

Abb. 1. Kommunikationssystem zwischen dem Zentralnervensystem und der Peripherie

Efferentes humorales System (ZNS als Steuereinheit des endokrinen Systems)

Hypophysiotrope Hormone des Hypothalamus

Lange Zeit galt die Hypophyse als die wichtigste endokrine Drüse des Organismus, weil viele andere endokrine Drüsen wie die Gonaden, die Nebennierenrinde und die Schilddrüse ohne die Hypophyse nicht funktionsfähig sind. Die Vorstellung, daß die Hypophyse ihrerseits durch den Hypothalamus gesteuert wird, wird üblicherweise Green u. Harris (1947) zugeschrieben, die v. a. das Gefäßsystem beschrieben haben, das Hypothalamus und Hypophysenvorderlappen miteinander verbindet, das wir heute als das Pfortadersystem des Hypophysenvorderlappen kennen. Auf diesem Wege können die regulatorischen Peptide, die in den Neuronen des Hypothalamus gebildet werden, zum Hypophysenvorderlappen gelangen und dort die Biosynthese und Freisetzung der Hypophysenhormone steuern. Daß Neuronen prinzipiell Peptidhormone produzieren und sezernieren können, also das Prinzip der Neurosekretion, war bereits 1940 von Ernst und Berta Scharrer gezeigt worden. Die Isolierung und Charakterisierung der hypothalamischen Peptide, die die Hypophysenvorderlappenfunktion steuern, also der hypophysiotropen Hormone des Hypothalamus, hat trotz heftigster Bemühungen lange auf sich warten lassen. 1974 ist schließlich mit der Isolierung des Thyreotropin-Releasing-Hormons (TRH) der Durchbruch gelungen. Noch im gleichen Jahr wurde das Releasing-Hormon für die Gonadotropine LH und FSH, das LHRH oder besser GnRH (Gonadotropin-Releasing-Hormon) sowie das Somatostatin isoliert. Letzteres hemmt u. a. die Sekretion des Wachstumshormons. Die letzten der hypophysiotropen Hormone wurden 1981 und 1982 charakterisiert, nämlich das Corticotropin-Releasing-Hormon (CRH) und das Growth-Hormon-Releasing-Hormon (GHRH). In der nachfolgenden Übersicht ist die Struktur der bisher bekannten hypophysiotropen Hormone des Hypothalamus aufgeführt. Vieles spricht dafür, daß diese Liste vollständig ist.

Seit einiger Zeit stehen alle genannten hypophysiotropen Hormone für die klinische Diagnostik zur Verfügung. Wenn es darum geht, die Funktion des Hypophysenvorderlappens global zu beurteilen, kann man ein Gemisch aus LHRH, TRH, CRH und GHRH injizieren und damit die Freisetzung sämtlicher Hormone des Hypophysenvorderlappens gleichzeitig stimulieren (Holl et al. 1985). Die normale Reaktion auf einen solchen Stimulationstest ist in Abb. 2 dargestellt.

Struktur der etablierten hypophysiotropen und neurohypophysären Hormone des Hypothalamus

TRH	pyroGlu-His-Pro-NH$_2$
LHRH	pyroglu-His-Trp-Ser-Tyr-Gly-Leu-Arg-Pro-Gly-NH$_2$
Somatostatin	H-Ala-Gly-Cys-Lys-Asn-Phe-Phe-Trp-Lys-Thr-Phe-Thr-Ser-Cys-OH
CRH	H-Ser-Gln-Glu-Pro-Pro-Ile-Ser-Leu-Asp-Leu-Thr-Phe-His-Leu-Leu-Arg-Glu-Val-Leu-Glu-Met-Thr-Lys-Ala-Asp-Gln-Leu-Ala-Gln-Gln-Ala-His-Ser-Asn-Arg-Lys-Leu-Leu-Asp-Ile-Ala-NH$_2$
GHRH	Tyr-Ala-Asp-Ala-Ile-Phe-Thr-Asn-Ser-Tyr-Arg-Lys-Val-Leu-Gly-Glu-Leu-Ser-Ala-Arg-Lys-Leu-Leu-Gln-Asp-Ile-Met-Ser-Arg-Gln-Gln-Gly-Glu-Ser-Asn-Gln-Glu-Arg-Gly-Ala
Vasopressin	Cys-Tyr-Phe-Gln-Asn-Cys-Pro-Arg-Gly-NH$_2$
Oxytozin	Cys-Tyr-Ile-Gln-Asn-Cys-Pro-Leu-Gly-NH$_2$

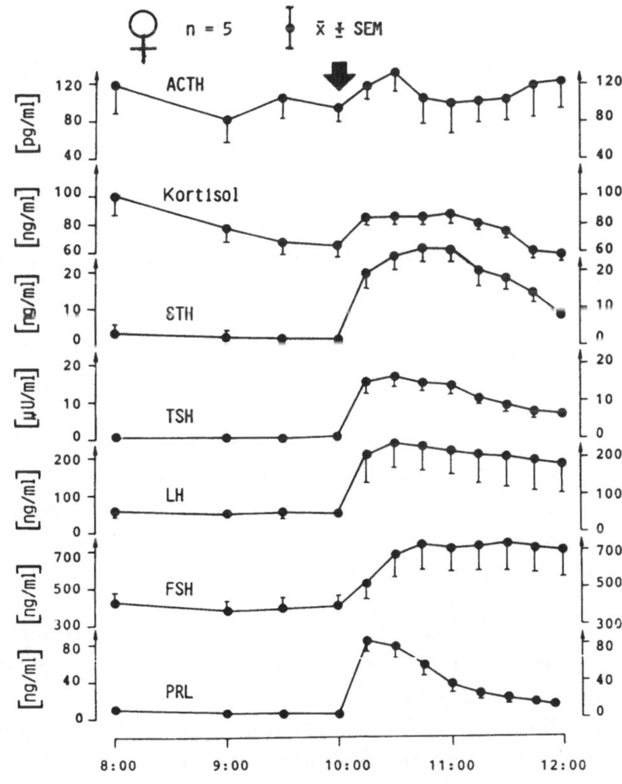

Abb. 2. Ergebnisse des globalen Hypophysenstimulationstests: Stimulation sämtlicher Hypophysenhormone durch gleichzeitige Injektion von TRH, GnRH, CRH und GHRH. (Aus Holl et al. 1985)

Bald nach der Entdeckung der jeweiligen hypophysiotropen Hormone hat sich herausgestellt, daß sich die Funktion dieser Neuropeptide keineswegs darauf beschränkt, hypophysiotrop zu sein. Dies sei am Beispiel des CRH erläutert (Sawchenko u. Swanson 1985). Das CRH wird in parvozellulären Neuronen des Nucleus paraventricularis des Hypothalamus gebildet. Die Axonen dieser Neuronen ziehen zur medianen Eminenz des Hypothalamus. Dort wird das CRH in die Kapillaren des Pfortadersystems des Hypophysenvorderlappens abgegeben. Jedoch ziehen nicht alle Axonen der CRH-positiven Neuronen zur medianen Eminenz; andere CRH-positive Fasern des Nucleus paraventricularis projizieren zu Zellgruppen des autonomen Nervensystems im Hirnstamm und im Rückenmark. Auf diesem Wege kann CRH auch Abläufe im autonomen Nervensystem beeinflussen. Der Nucleus paraventricularis ist aber keineswegs der einzige, ja nicht einmal der hauptsächliche Ort, wo CRH produzierende Neuronen vorkommen. Vielmehr finden sich zahlreiche CRH-positive Neuronen in Strukturen wie dem Bettnukleus der Stria terminalis und dem zentralen Kern der Amygdala, Strukturen also, die mit der Kontrolle autonomer Funktionen zu tun haben. Offenbar spielt das CRH nicht nur für das humorale System eine wichtige Rolle, sondern in gleicher Weise für die zentrale Steuerung des autonomen Nervensystems. Die Vorstellung ist damit sehr naheliegend, daß die physiologische Rolle des CRH darin besteht, autonome und humorale Reaktionen auf Streßereignisse zu integrieren. Darüber hinaus finden sich CRH-positive Neuronen in unterschiedlicher Dichte in vielen anderen zentralnervösen Strukturen, so z.B. in Zellen des Kortex, die morphologisch bestimmten Interneuronen entsprechen. Die Funktionen dieser extrahypothalamischen CRH-positiven Neuronen ist derzeit völlig unklar.

Ähnlich komplizierte Verhältnisse finden sich für die anderen hypothalamischen Peptide. Offenbar bedient sich das Zentralnervensystem in verschiedenen Strukturen der gleichen Substanz, um ganz unterschiedliche Wirkungen an diesen verschiedenen Orten zu erzielen. Dies ist möglich, so lange gewährleistet ist, daß eine bestimmte Substanz nur örtlich begrenzt zur Wirkung gelangt.

Hirnpeptide

Im Hypothalamus finden sich aber keineswegs nur die genannten „hypophysiotropen" Hormone, sondern zahlreiche weitere Peptide, und die meisten dieser Peptide wurden nicht nur im Hypothalamus, sondern in vielen anderen zentralnervösen Strukturen gefunden (Krieger 1983). Insgesamt stellte sich in den letzten 10 Jahren heraus, daß das Zentralnervensystem eine riesige Zahl von Neuropeptiden synthetisiert.

In der nachfolgenden Übersicht ist versucht worden, diese Hirnpeptide aufzulisten; die Liste befindet sich in der Phase raschen Wachstums, fast jeden Monat kommt ein neues Peptid hinzu.

Für die meisten der hier genannten Peptide gilt, daß ihre physiologische Bedeutung noch unklar ist. Mit Sicherheit kann man davon ausgehen, daß die Aufdeckung der physiologischen Bedeutung dieser Peptide unser Verständnis zentralnervöser Funktionen wesentlich und sprunghaft voranbringen wird. Bei Betrachtung der Übersicht fällt sogleich auf, daß ein erheblicher Teil der im Gehirn gebildeten Peptide identisch ist mit gastrointestinalen Hormonen, Peptiden also, die in bestimmten Zellen des Darmepithels gebildet werden und gastrointestinale Funktionen steuern. Selbstverständlich muß sich das Gehirn davor schützen, daß es von den in der Peripherie z.T. in großer Menge gebildeten Peptiden, die auch

Hirnpeptide. (Nach Krieger 1983)

Hypophysiotrope Hormone
  Thyrotropin-Releasing-Hormon (TRH)
  Gonadotropin-Releasing-Hormon (GnRH)
  Somatostatin
  Corticotropin-Releasing-Hormon (CRH)
  Growth-Hormone-Releasing-Hormone (GHRH)

Neurohypophysäre Hormone
  Vasopressin
  Oxytozin
  Neurophysin(e)

Hypophysäre Hormone
  Adrenokortikotropes Hormon (ACTH)
  β-Endorphin
  α-Melanozyten-stimulierendes Hormon (α-MSH)
  Prolaktin
  Luteinisierungshormon (LH)
  Wachstumshormon (STH)
  Thyrotropin

Gastrointestinale Hormone
  Vasoaktives intestinales Polypeptid (VIP)
  Cholezystokinin (CCK)
  Gastrin
  Substanz P
  Neurotrusin
  Methionin-Enkephalin
  Leuzin-Enkephalin
  Insulin
  Glukagon
  Bombesin
  Sekretin
  Somatostatin
  TRH
  Motilin

Andere Hirnpeptide
  Angiotensin II
  Bradykinin
  Carnosin
  Schlafpeptide
  Kalzitonin
  Kalzitonin-ge-Related
  Neuropeptid Y

---

innerhalb des ZNS benutzt werden, überschwemmt wird. Genau dies leistet die Blut-Hirn-Schranke, deren Existenz ja lange bekannt ist. Sie erst ermöglicht, daß der Organismus im Zentralnervensystem und in der Peripherie die gleichen Signalsubstanzen benutzen kann, ohne daß sich diese Funktionen gegenseitig beeinträchtigen. Insgesamt zeichnet sich ab, daß sich die Neurochemie und Neuropharmakologie keineswegs nur mit dem Neurotransmittermetabolismus zu beschäftigen hat, sondern daß dem System der Neurotransmitter das System der Neuropeptide gleichwertig an die Seite getreten ist, wobei ein Neuropeptid durchaus auch als Neurotransmitter fungieren kann.

Neurotransmitterregulation der peptidergen Neuronen

Nach diesem kurzen Exkurs über Neuropeptide im gesamten ZNS soll im folgenden die Stellung des Hypothalamus innerhalb der endokrinen Regulation weiter erörtert werden. Selbstverständlich ist auch mit dem Hypothalamus noch nicht die höchste Ebene in der hierarchischen Struktur der endokrinen Regulationssysteme erreicht. Die peptidergen Neuronen des Hypothalamus haben wie jedes Neuron zahllose synaptische Verbindungen zu anderen Neuronen und Neuronenverbänden. In diesen Synapsen wird die Information mittels der bekannten Neurotransmittersubstanzen übertragen (z. B. Serotonin, Dopamin, Noradrenalin, GABA etc.). Welche Neurotransmittersysteme nun ein bestimmtes peptiderges Neuron im Hypothalamus steuern, wurde von vielen Arbeitsgruppen untersucht. Diese Arbeiten sind jedoch auffallend widersprüchlich; stimulatorische und inhibitorische Wirkungen wurden für nahezu jeden der bekannten Neurotransmitter postuliert. Für diese verwirrenden Ergebnisse gibt es eine Reihe von Erklärungsmöglichkeiten:

1) Die verschiedenen Neurotransmittersysteme beeinflussen sich gegenseitig.
2) Der gleiche Neurotransmitter hat unter verschiedenen Umgebungsbedingungen verschiedene, u. U. entgegengesetzte Wirkungen auf das gleiche Neuropeptid.
3) Ein und dasselbe Neuropeptid kann von mehreren Neurotransmittern gleichzeitig beeinflußt werden.

Offensichtlich werden die bis jetzt benutzten Untersuchungsansätze der gewaltigen Komplexität des untersuchten Systems nicht gerecht. Immerhin ergibt sich aus den bisherigen Erkenntnissen, daß jedes Neuropharmakon, das ja an irgendeiner Stelle in den Neurotransmittermetabolismus eingreift, regelmäßig endokrine Veränderungen auslösen wird; als Beispiel sei genannt die Stimulation der STH-Sekretion durch L-Dopa oder durch Desipramin. Weiterhin leitet sich daraus ab, daß zentralnervöse Störungen, die den Hypothalamus anatomisch oder funktionell anbeziehen, mit endokrinen Störungen einhergehen werden. Letztlich besagt dies auch, daß schwere psychische Erkrankungen mit endokrinen Symptomen einhergehen können und müssen. Bekannte Beispiele für diesen Sachverhalt sind die endogene Depression und die Anorexia nervosa.

Neuroendokrine Syndrome bei endogener Depression und bei Anorexia nervosa

40% der Patienten mit einer schweren *endogenen Depression* zeigen ein neuroendokrines Symptom, das u. a. darin besteht, daß die Kortisolsekretion insgesamt gesteigert ist und daß die übliche zirkadiane Rhythmik des Plasmakortisols beeinträchtigt ist, ebenso wie die normale Hemmbarkeit der ACTH-Kortisol-Sekretion mit Dexamethason (Voigt et al. 1985). Dieses neuroendokrine Syndrom hat zu interessanten Spekulationen über die Natur der die Depression kennzeichnenden Neurotransmitterstörung Anlaß gegeben. Solche Spekulationen berücksichtigen nicht, daß wir zu wenig darüber wissen, wie der endokrine Hypothalamus in die zentralnervösen Netzwerke eingebunden ist.

Auch bei der *Anorexia nervosa* können vielfältige endokrine Störungen auftreten (Althoff et al. 1986). Am bekanntesten ist die Amenorrhö, die bei drei Viertel aller Patientinnen bereits mit Beginn des gestörten Eßverhaltens oder bei nur minimalem Gewichtsverlust auftritt. Ursächlich findet sich ein hypothalamisch bedingter hypogonadotroper Hypogonadismus. Die Störung der LH-Sekretion bei der Anorexia nervosa wurde in jüngerer Zeit eingehend untersucht mit z.T. verblüffenden Ergebnissen: Normalerweise wird LH beim Erwachsenen pulsatil sezerniert, so daß ein typisches Sekretionsmuster im 24-h-Zyklus entsteht. Dieses Muster entwickelt sich während der Pubertät: Zunächst treten LH-Pulse nur während des Schlafes auf, während des Tages bleiben die LH-Werte niedrig und zeigen kaum Schwankungen. In der mittleren bis späten Pubertät wird die Amplitude der Pulse größer; auch tagsüber findet sich nun eine pulsatile Sekretion. Schließlich verschwindet die zirkadiane Rhythmik mit ähnlichen Mustern während des Schlafes und des Wachseins. Bei der Anorexia nervosa kommt es zu einer Regression insofern, als bei erwachsenen Patienten die immaturen Muster wieder auftreten. Mit der Gewichtszunahme werden die verschiedenen Stadien der LH-Sekretionsmuster erneut durchlaufen.

Afferentes humorales System
(ZNS als Zielorgan der peripheren Hormone)

Wenn das Zentralnervensystem eine so wichtige Rolle in der Regulation des endokrinen System spielt, wie es sich in den letzten Jahren herausgestellt hat, so kann dies nur funktionieren, wenn das ZNS über die Vorgänge in der Peripherie informiert wird, d.h. es muß Feedbackmechanismen geben, die diesen retrograden Informationsfluß gewährleisten. Das Postulat eines afferenten humoralen Systems ist nahezu banal, wenn man bedenkt, daß so gut wie alle biologischen Systeme als Rückkoppelungssysteme angelegt sind. Daß tatsächlich die Hormone der peripheren Drüsen zentralnervöse Wirkungen haben, ist jedem Kliniker wohl bekannt: Fast jede endokrinologische Erkrankung geht mit psychopathologischen Erscheinungen unterschiedlichen Schweregrades einher; gelegentlich können solche Erscheinungen das klinische Bild ganz beherrschen. Nach Bleuler (1964) lassen sich die vielfältigen psychopathologischen Bilder, die bei Endokrinopathien beobachtet werden, leicht 3 Grundformen zuordnen, nämlich

1) dem akuten exogenen Reaktionstyp nach Bonhöffer,
2) dem amnestischen Syndrom und
3) dem „endokrinen Psychosyndrom".

In Anbetracht dieser Sachverhalte ist es erstaunlich, daß man sich bisher sehr wenig mit der physiologischen Bedeutung zentralnervöser Wirkungen peripherer Hormone beschäftigt hat. Da wir uns seit längerem gerade mit dieser Thematik beschäftigen, möchte ich im folgenden die Ergebnisse zweier Experimente skizzieren.

Effekte von Kortikosteroiden auf das Schlafprofil

Während des Schlafes zeigen viele Hormone starke Schwankungen, z. B. das Kortisol. Zum Zeitpunkt des Einschlafens hat das Plasmakortisol meist schon sehr niedrige Werte erreicht und bleibt auf diesem sehr niedrigen Niveau während der ersten Hälfte des Nachtschlafs liegen. Gegen 3–4 Uhr morgens kommt es dann zu einem dramatischen Anstieg der Plasmakortisolwerte, so daß das Plasmakortisol kurz vor oder nach dem Erwachen sein Maximum während des 24-h-Zyklus erreicht. Offenbar wird dieser Anstieg durch schlafassoziierte zentralnervöse Mechanismen ausgelöst. Dies legt nun die umgekehrte Frage nahe: Welchen Einfluß hat die Gabe von Kortikosteroiden auf das Schlafprofil, d. h. die Abfolge der verschiedenen Schlafstadien, die mit der Methode der Polysomnographie definiert werden können? In Abb. 3 sind die Schlafprofile einer Versuchsperson dargestellt, die mit Placebo bzw. mit verschiedenen Kortikosteroiden behandelt wurde (1 mg Aldosteron, 80 mg Hydrokortison, jeweils als Dauerinfusion von 23 Uhr bis 8 Uhr

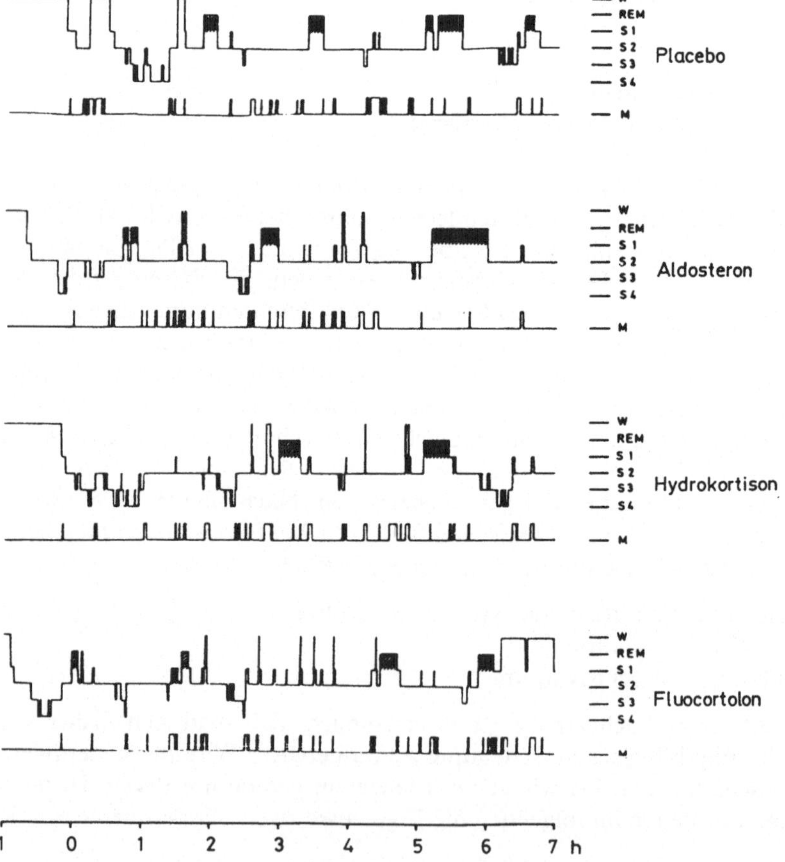

Abb. 3. Schlafprofile einer Versuchsperson, die mit Placebo, Aldosteron (1 mg als Dauerinfusion), Hydrokortison (80 mg als Dauerinfusion) bzw. Fluocortolon (20 mg p. o. vor dem Einschlafen) behandelt wurde

gegeben, und 20 mg Fluocortolon p.o. vor dem Einschlafen). Bereits bei der Betrachtung der Schlafprofile dieser einzigen Versuchsperson wird erkennbar, daß sowohl Hydrokortison als auch Fluocortolon die Menge am REM-Schlaf (Rapid-eye-movement-Schlaf) vermindert hat (Born et al., im Druck a). Dies wurde bestätigt durch die Auswertung der Daten von insgesamt 10 Versuchspersonen (Tabelle 1). Aus der Tabelle wird weiterhin deutlich, daß Hydrokortison zu einer signifikanten Zunahme der Tiefschlafphasen („slow-wave-sleep") geführt hat, Fluocortolon dagegen nicht. Dieser Effekt ist deshalb so bemerkenswert, weil er einen ersten Hinweis auf die Heterogenität zentralnervöser Glukokortikoidrezeptoren beim Menschen darstellt.

Effekte von ACTH-Fragmenten auf die selektive Aufmerksamkeit beim Menschen

Aus den Tierexperimenten, die in der Arbeitsgruppe um David deWied durchgeführt wurden, ist seit langem bekannt, daß ACTH und ACTH-Fragmente Aufmerksamkeitsprozesse beeinflussen. Wir sind der Frage nachgegangen, ob auch beim Menschen Effekte von ACTH 4–10 auf Aufmerksamkeitsprozesse gefunden werden können. Eine geeignete Methode zur Dokumentation und Analyse solcher Effekte sind die sog. evozierten Potentiale. Jeder Stimulus, so auch jeder Ton, evoziert Potentialschwankungen, die normalerweise in der spontanen rhythmischen Aktivität des EEG untergehen. Durch wiederholte Darbietung des Stimulus und Bildung von Mittelwertkurven können die evozierten Potentiale dargestellt werden. Die frühen Komponenten (bis zu 10 ms) dieser Potentiale geben die frühe Reizverarbeitung auf dem Niveau des Hirnstamms wider und werden deswegen Hirnstammpotentiale genannt. Die späteren Komponenten mit einer Latenzzeit von 100 ms und mehr zeigen dagegen die kortikale Verarbeitung des Stimulus an. Diese Komponenten des evozierten Potentials werden durch Aufmerksamkeits-, Motivations- und Gedächtnisprozesse etc. verändert und können entsprechend zur Analyse solcher Prozesse benutzt werden. Die evozierten Potentiale können nun benutzt werden, um in einer inginösen Versuchsanordnung, die 1974 von Hillyard (s. Hillyard 1958) erdacht wurde, die Selektivität der Aufmerksamkeit zu untersu-

Tabelle 1. Einfluß von Aldosteron, Hydrokortison und Fluocortolon auf das Schlafprofil bei gesunden Probanden. Die Schlafstadien S 3 und S 4 wurden als „slow-wave-sleep" *(SWS)* zusammengefaßt. Angegeben ist der prozentuale Anteil der einzelnen Schlafstadien am Gesamtschlaf. (Aus Born et al., im Druck a)

	Placebo (P)	Aldosteron (A)	Hydrokortison (F)	Fluocortolon (Fl)	Signifikanz
W	3,5	1,9	3,7	11,5	$p < 0{,}08$
S 1	10,4	8,8	12,6	14,1	$p < 0{,}005$; P-F, P-Fl, A-F, A-Fl
S 2	54,0	54,6	53,8	49,4	–
SWS	11,2	13,7	16,1	13,4	$p < 0{,}015$; P-F
REM	20,6	20,6	13,7	11,5	$p < 0{,}001$; P-F, P-Fl

chen: Die Versuchsperson hört über Kopfhörer Töne gering unterschiedlicher Frequenz im linken und rechten Ohr. Sie wird nun aufgefordert, die Aufmerksamkeit willentlich auf das eine oder andere Ohr zu lenken. Die Amplituden der Potentiale, die dem beachteten Ohr zuzuordnen sind, sind deutlich höher als die im nicht beachteten Ohr. Die Differenzwelle Nd kann unmittelbar als objektives Maß für die selektive Aufmerksamkeit herangezogen werden. Wir haben nun den Einfluß verschiedener Dosen von intravenös verabreichtem ACTH 4-10 auf diese Differenzwelle untersucht (Born et al., im Druck b). Die wichtigsten Ergebnisse sind in Abb. 4 dargestellt. Es ist zu erkennen, daß bereits die geringste Dosis von ACTH 4-10 zu einer signifikanten Verringerung der Differenz zwischen beachtetem und nicht beachtetem Kanal geführt hat. Bei der Maximaldosis von 10 mg ACTH 4-10 i. v. haben die Versuchspersonen die Fähigkeit zur Aufspaltung fast vollständig verloren, d. h. die Fähigkeit die Aufmerksamkeit willentlich auf den einen oder anderen Stimulus zu richten.

Diese Ergebnisse zeigen, daß keineswegs nur die Schilddrüsenhormone oder die Hormone der Nebenniere, für die es keine Blut-Hirn-Schranke gibt, zentralnervöse Wirkungen haben, sondern daß wir damit rechnen müssen, daß auch die große Zahl der Eiweißhormone zentralnervöse Wirkungen ausüben kann. Das

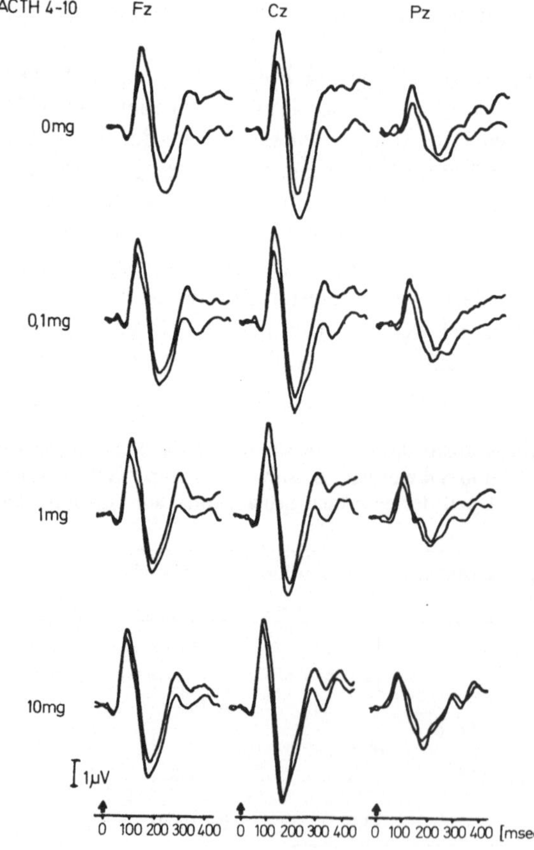

Abb. 4. Einfluß verschiedener Dosen von ACTH 4-10 i. v. auf akustisch evozierte Potentiale. *Fz, Cz* und *Pz* bezeichnen die Lage der Elektroden in der Mittellinie frontal, zentral und parietal. Beachtete Töne evozieren in den positiven Bereich verschobene Potentiale. Die Differenz zwischen beachteten und unbeachteten Tönen wird durch ACTH 4-10 dosisabhängig verringert, d. h. die selektive Aufmerksamkeit wird verschlechtert

Ergebnis zeigt weiterhin, daß solche Wirkungen keineswegs nur niedere Funktionen betreffen muß, die mit der Aufrechterhaltung der Homöostase zu tun haben, sondern daß ebensogut sog. höhere zentralnervöse Funktionen wie die selektive Aufmerksamkeit betroffen sein können.

Da man davon ausgehen muß, daß Peptidhormone die Blut-Hirn-Schranke nicht passieren können, stellt sich die Frage, wie dann solche Effekte zustande kommen können. Derzeit gibt es keine allgemein anerkannte Antwort auf diese Frage, es gibt jedoch eine Reihe von Erklärungsmodellen. Das plausibelste Modell scheint uns die Annahme zu sein, daß diese Wirkungen über die sog. zirkumventrikulären Organe zustande kommen. Das sind 7 um den 3. Ventrikel herum angeordnete Strukturen, die sich dadurch auszeichnen, daß sie keine Blut-Hirn-Schranke haben, wenn man annimmt, daß in diesen Strukturen Neuronen sitzen, die Rezeptoren für die jeweiligen Peptidhormone haben, so wäre auf diese Weise das anatomische Substrat geschaffen, wie diese Peptidhormone Information in das Zentralnervensystem tragen können, ohne die Blut-Hirn-Schranke zu passieren. So gibt es Hinweise, daß Rezeptoren für ACTH 4–10 an 2 dieser zirkumventrikulären Organe vorhanden sind, nämlich in der Area postrema und in der medianen Eminenz.

Appetitregulation durch Peptidhormone

Im Rahmen dieses Buches sind von besonderem Interesse die in jüngster Zeit gefundenen Befunde zur Bedeutung von Peptidhormonen aus der Peripherie für die Hemmung des Eßverhaltens (Morley u. Levine 1983; Stacher 1986). Tierexperimentell konnte für eine ganze Reihe von Peptiden gezeigt werden, daß sie eine appetithemmende Wirkung haben (s. Übersicht).

Dabei hat sich herausgestellt, daß ein Teil dieser Sättigungspeptide, nämlich das Pankreozymin und das Somatostatin, ihre Wirkung über afferente Fasern des

---

Neuropeptide, die bei der Regulation des Hunger- und Sättigungsgefühls beteiligt sind

---

1) Peripheres System
   a) N.-vagus-abhängig:
      Cholezystokinin
      Somatostatin
      Glukagon
      TRH
   b) N.-vagus-unabhängig:
      Bombesin
      Gastrin-Releasing-Peptid
      Kalzitonin

2) Zentrales System
   Dynorphin
   CRF
   Prostaglandin
   Bombesin
   Neurotensin
   Kalzitonin

N. vagus entfalten. Wenn man den Vagusnerv durchtrennt, ist mit diesen Peptiden ein appetithemmender Effekt nicht mehr auszulösen. Andere Peptide wie das Kalzitonin und das Bombesin scheinen dagegen direkt auf das Zentralnervensystem, vermutlich wiederum über die zirkumventrikulären Organe, zu wirken.

Insgesamt kann wohl kein Zweifel sein, daß periphere Hormone jeder Art und aus jeder der endokrinen Drüsen wichtige Einflüsse auf zentralnervöse Funktionen ausüben zu können. Viele Einzelheiten dieses afferenten humoralen Systems sind Gegenstand zukünftiger Forschung. Der zugrundeliegende Gedanke ist dagegen schon sehr früh in der Geschichte der Medizin gefaßt worden. So hat Galen (200 n. Chr.) postuliert, daß die verschiedenen Temperamente, nämlich der Sanguiniker, Choleriker, Melancholiker und der Phlegmatiker, durch eine verschiedene Zusammensetzung der Körpersäfte bedingt sind. Genau diese Aussage wird durch die moderne Neuroendokrinologie belegt.

Neuroimmunoendokrinologie

Abschließend soll auf sehr neue Ergebnisse hingewiesen werden, die zeigen, wie das Immunsystem mit dem Zentralnervensystem verknüpft ist. Daß prinzipiell zentralnervöse und damit psychische Einflüsse auf das Immunsystem bestehen, war aus der klinischen Beobachtung lange bekannt; nur auf welche Weise das Zentralnervensystem auf das Immunsystem Einfluß nimmt, entzog sich der Kenntnis. Nun zeigt sich, daß das neuroendokrine System, und hier wieder insbesondere das CRH-ACTH-Kortisol-System mit dem Immunsystem aufs engste und auf vielfältige Weise verknüpft sind (Blalock et al. 1985; Tecoma u. Huey 1985). In Abb. 5 ist versucht worden, diese Zusammenhänge schematisch darzustellen. Auf

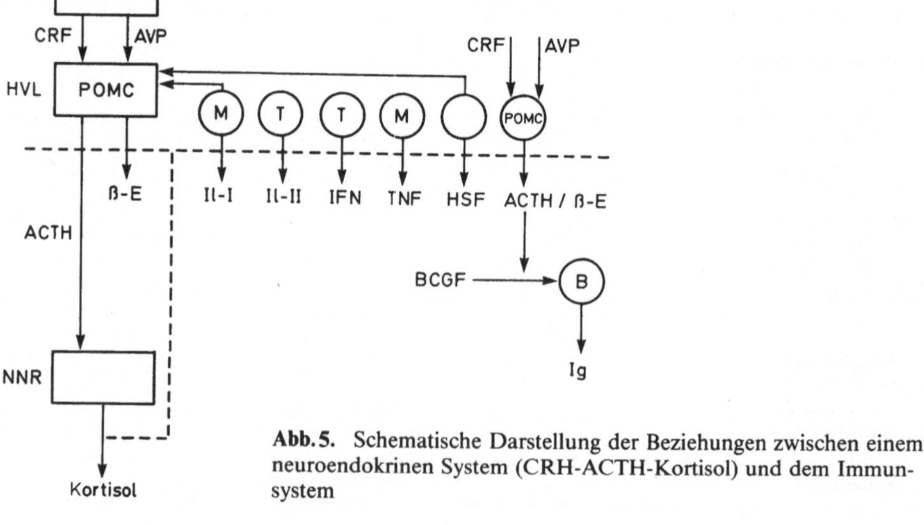

Abb. 5. Schematische Darstellung der Beziehungen zwischen einem neuroendokrinen System (CRH-ACTH-Kortisol) und dem Immunsystem

der rechten Seite der Abbildung sind die Zellen des Immunsystems schematisch dargestellt, nämlich Makrophagen, Monozyten, T- und B-Lymphozyten. Wir wissen heute, daß sich die Zellen des Immunsystems gegenseitig beeinflussen und ihre Funktion regulieren durch die Vermittlung von Signalsubstanzen, die von diesen Zellen freigesetzt werden können. Diese Substanzen, - es handelt sich um höhermolekulare Eiweißstoffe - werden als Lymphokine, besser Zytokine bezeichnet. In den letzten Jahren konnte eine große Zahl von diesen Zytokinen in ihrer Struktur aufgeklärt und in ihren vielfältigen Funktionen analysiert werden. Am bekanntesten geworden sind die Interleukine I, II und III, die verschiedenen Interferone, der Tumornekrosefaktor und der hepatozytenstimulierende Faktor. Ein Teil dieser Substanzen kann heute bereits gentechnologisch hergestellt werden und wird in der Tumortherapie sowie bei der Behandlung von Virusinfektionen eingesetzt. Es hat sich gezeigt, daß manche Lymphozyten offensichtlich ACTH produzieren und freisetzen können, daß also das ACTH auch als ein Lymphokin bezeichnet werden kann. Die ACTH-Biosynthese in den Lymphozyten geschieht auf die gleiche Weise wie in den Zellen des Hypophysenvorderlappens, nämlich dadurch, daß zunächst ein Prohormon, das Proopiomelanokortin, hergestellt wird, aus dem dann enzymatisch das ACTH abgespalten wird. Dies bedeutet, daß neben dem ACTH immer auch β-Endorphin in äquimolarer Konzentration freigesetzt wird. Es hat sich weiterhin gezeigt, daß die ACTH-produzierenden Lymphozyten in völliger Übereinstimmung mit den ACTH-produzierenden Zellen des Hypophysenvorderlappens durch die gleichen Stimuli zur Sekretion und Freisetzung von ACTH angeregt werden wie diese, nämlich durch den Corticotropin-Releasing-Faktor und durch Arginin-Vasopressin. Schließlich konnte gezeigt werden, daß die ACTH-Freisetzung der Lymphozyten durch Kortisol genauso effektiv gehemmt wird wie im Falle der ACTH-produzierenden Zellen des Hypophysenvorderlappens. Somit unterscheiden sich ACTH-produzierenden Lymphozyten in allen diesen Aspekten nicht von den kortikotropen Zellen des HVL. Dies ist jedoch keineswegs die einzige Beziehung zwischen dem Immunsystem und dem CRF-ACTH-Kortisol-System. Vielmehr hat sich gezeigt, daß verschiedene Zytokine, insbesondere aber das Interleukin I, die kortikotropen Zellen des Hypophysenvorderlappens stimulieren können, wobei die Wirkung des Interleukin I sogar noch stärker sein soll als die des CRF. Auch der sog. hepatozytenstimulierende Faktor, der in der Leber die Bildung der Akute-Phase-Proteine anregen kann, vermag die ACTH-Sekretion des Hypophysenvorderlappens zu stimulieren und ist dabei dem CRF um den Faktor 10 überlegen.

Die wichtigste Beziehung zwischen dem neuroendokrinen und dem Immunsystem scheint jedoch darin zu bestehen, daß das Kortisol ein sehr wirksamer Hemmer der Freisetzung der Zytokine ist. Für alle Zytokine, die bisher daraufhin untersucht wurden, hat sich gezeigt, daß ihre Freisetzung aus den Lymphozyten durch Kortisol in physiologischer Konzentration wirksam blockiert werden kann; dies gilt insbesondere für Interleukin I und II, für Interferon, für den Tumornekrosefaktor und selbstverständlich für das lymphozytäre ACTH.

Es zeigt sich also, daß die Freisetzung von Kortisol integraler Bestandteil einer jeden Immunreaktion ist und daß die Rolle des Kortisols darin besteht, eine im Rahmen der Immunreaktion mögliche überschießende Freisetzung von Zytokinen zu verhindern. In diesem Sinne wäre Kortisol nicht so sehr als Streßhormon aufzufassen als vielmehr als ein Hormon, das eine überschießende Reaktion auf Streßereignisse verhütet.

Auf der Grundlage dieser Vorstellungen lassen sich nun auch Theorien über die Bedeutung und Notwendigkeit des Schlafens ableiten. Die niedrigen Plasmakortisolspiegel während des Schlafs, insbesondere während des Tiefschlafs in der ersten Hälfte der Nacht, erlauben damit die Freisetzung sämtlicher Zytokine, die nun ihre Reparations- und Restaurationsarbeiten durchführen können. In ein solches Modell paßt die Beobachtung sehr gut, daß die Zytokine, nämlich das Interleukin I, selbst unmittelbare Wirkungen auf das Zentralnervensystem in dem Sinne hat, daß es schlafinduzierend wirkt. Noch mehr als für die klassischen Hormone gilt aber für die Zytokine, daß die Erforschung von Wirkungen auf das Zentralnervensystem noch ganz am Anfang steht.

Literatur

1. Althoff P-H, Schifferdecker E, Neubauer M (1986) Anorexia nervosa – endokrine Veränderungen. Med Klin 24: 795–803
2. Blalock JE, Smith EM, Meyer III WJ (1985) The pituitary-adrenocortical axis and the immune system. Clin Endocrinol Metab 14: 1021–1035
3. Bleuler R (1964) Endokrinologische Psychiatrie. In: Gruhle HW, Jung R, Mayer-Groß W, Müller M (Hrsg) Grundlagen und Methoden der Psychiatrie. Springer, Berlin Heidelberg New York (Psychiatrie der Gegenwart, Bd 1/1 B, S 161)
4. Born J, Zwick A, Roth G, Fehm-Wolfsdorf G, Pauschinger P, Fehm HL (im Druck a) Differential effects of hydrocortisone, fluocortolone, and aldosterone on nocturnal sleep in humans. Acta Endocrinol (Copenh)
5. Born J, Bräuniger W, Fehm-Wolfsdorf G, Voigt KH, Pauschinger P, Fehm HL (im Druck b) Dose-dependent influences on elecrophysiological signs of attention in humans after neuropeptide ACTH 4–10. Exp Brain Res
6. Green JD, Harris GW (1947) The neurovascular link between the neurohypophysis and the adenohypophysis. J Endocrinol 5: 136–146
7. Guillemin R (1977) The expanding significance of hypothalamic peptides, or, is endocrinology a branch of neuroendocrinology? Recent Prog Horm Res 10: 1–20
8. Hillyard SA (1985) Electrophyiology of human selective attention. TINS 8: 400–405
9. Holl R, Fehm HL, Hetzel WD, Heinze E, Voigt KH (1985) Globaler Hypophysenstimulationstest mit Releasing-Hormonen. Dtsch Med Wochenschr 110: 953–955
10. Krieger DT (1983) Brain peptides: What, where, and why? Science 222: 975–985
11. Morley JW, Levine AS (1983) The central control of appetite. Lancet I: 398–401
12. Sawchenko PE, Swanson LW (1985) Localisation, colocalisation, and plasticity of corticotropin-releasing factor immunoreactivity in rat brain. Fed Proc 44: 221–228
13. Scharrer E, Scharrer B (1940) Secretory cells within the hypothalamus. In: The hypothalamus, vol XX. Publication of the ARNMD. Hafner, New York, pp 170–174
14. Schriefers H (1982) Was ist Leben. Teil IV: Leib und Seele. Schattauer, Stuttgart
15. Stacher G (1986) Effects of cholecystokinin and caerulein on human eating behavior and pain sensation: A review. Psychoneuroendocrinology 11: 39–48
16. Tecoma ES, Hucy LY (1985) Psychic distress and the immune response. Life Sci 36: 1799–1812
17. Voigt KH, Bossert S, Bretschneider S, Blistle A, Fehm HL (1985) Disturbed cortisol secretion in man: contrasting Cushing's disease and endogenous depression. Psychiatry Res 15: 341–350

Teil II. Eßstörungen: Adipositas, Anorexia nervosa, Bulimie

Eßstörungen: Überblick aus klinischer Sicht

G. Wolfram

Eßstörungen sind in Zeiten des Überflusses wesentlich häufiger als in Zeiten mit Nahrungsbegrenzung; die Erfahrungen der letzten 50 Jahre bestätigen das. Eßstörungen können Ursache wie auch Folge von somatischen, aber auch psychischen Krankheiten sein. Diese Wechselwirkungen erschweren die Aufklärung der Pathogenese und beeinträchtigen die Therapie. Eßstörungen verursachen somatische Konsequenzen, da weder ein Zuwenig noch ein Zuviel an essentiellen Nährstoffen und Energie auf Dauer mit der Gesundheit zu vereinbaren sind. Eßstörungen führen immer dann rasch zu klinischen Konsequenzen, wenn essentielle Nährstoffe mit begrenzter Speicherkapazität betroffen sind. Die Versorgung mit dem wasserlöslichen Vitamin B_1 ist nur etwa 10 Tage und mit den ebenfalls wasserlöslichen Vitaminen B_2 und C etwa 40 Tage lang gesichert. Eine unzureichende Aufnahme bei Anorexia nervosa oder bei Bulimia nervosa führt in absehbarer Zeit zu einem latenten oder gar klinisch manifesten Mangel an diesen Nährstoffen. Aber auch bei Fettsucht kann der erhöhte Verzehr von „leeren" Energieträgern wie Alkohol, Fett oder Zucker zu einer Mangelernährung führen. Das Fettgewebe von übergewichtigen Alkoholikern enthält einen deutlich niedrigeren Prozentsatz Linolsäure als das eines richtig ernährten Normalgewichtigen. Minderwertige Lebensmittel mit geringer Nährstoffdichte, d.h. viel Energie, aber wenig Vitaminen und Mineralstoffen, vermindern die Versorgungsbasis mit essentiellen Nahrungsbestandteilen. Negative Wirkungen von Alkohol auf den Stoffwechsel von Folsäure oder Thiamin können die Situation weiter verschlechtern. Daraus entstehende Mangelzustände führen bei Eßstörungen mit Unter- oder auch Übergewicht zu einer Anfälligkeit des Körpers gegenüber Infektionen, zu einer geringeren Widerstandsfähigkeit gegenüber Krankheiten oder zu Entgleisungen des Stoffwechsels bei Belastungen, die gesunden Menschen nichts anhaben.

Ich will mich in meinen Ausführungen auf die somatischen Konsequenzen von Eßstörungen beschränken und am Beispiel der Bulimia nervosa aufzeigen, daß neben einem zu geringen Verzehr auch eine unvernünftige Auswahl von Lebensmitteln trotz überhöhter Mengen zu einer unzureichenden Versorgung mit Nährstoffen führen kann.

Fettsucht

Fettsucht ist die Folge einer Imbalance des Energiehaushalts, d.h. einer im Vergleich zum Energieverbrauch zu hohen Energiezufuhr. Ergebnis dieser Eßstörung ist eine über das normale Maß hinausgehende Anhäufung von Fettgewebe, welche mit einer Beeinträchtigung optimaler Körperfunktionen und mit dem Risiko einer verminderten Lebenserwartung einhergeht. Die Häufigkeit der Fettsucht bei Erwachsenen erreicht heute 35%. Die durch Fettsucht bedingten Veränderungen betreffen v. a. den Fett-, Kohlenhydrat- und Purinstoffwechsel sowie den Blutdruck (Wolfram 1978), aber auch andere Stoffwechselbereiche und Organe. Fettsucht geht mit einer erhöhten Synthese von Cholesterin und Triglyzeriden einher und kann eine Hyperlipidämie verursachen, welche ihrerseits ein wichtiger Risikofaktor für den Herzinfarkt ist. Die vermehrte Ausscheidung von Cholesterin über die Galle erklärt auch die Häufung von Cholesteringallensteinen bei Fettsüchtigen. Im Kohlenhydratstoffwechsel nimmt die erworbene Resistenz von Fettgewebe und Muskel gegenüber Insulin eine zentrale Stellung ein. Der Anstieg der Insulinkonzentrationen im Blut ist direkt proportional dem Ausmaß der Fettsucht. Diese bestimmt schließlich auch die klinische Ausprägung des Erwachsenendiabetes; dieser Einfluß ist aber im Prinzip auch schon bei übergewichtigen Jugendlichen festzustellen. Fettsüchtige haben häufiger eine Hyperurikämie als normalgewichtige Personen; ungünstige Ernährungsgewohnheiten gelten als gemeinsame Ursache für Fettsucht und Gicht. Als weiterer Risikofaktor für die koronare Herzkrankheit (KHK) ist der Hochdruck zu nennen. Eine erhöhte Körperfettmasse geht sehr häufig mit einem höheren Blutdruck einher und verschlechtert die KHK-Prognose. Die Bedeutung des Manifestationsfaktors Fettsucht für die Entwicklung eines Bluthochdrucks konnte in der Evans-County-Studie sehr gut herausgearbeitet werden (Abb. 1). Personen, die zwischen 1960 und 1967 ihr Übergewicht noch verstärkt hatten, entwickelten in diesem Zeitraum auch deutlich häufiger eine Hypertonie als Personen, die Normalgewicht hatten oder in diesem Zeitraum ihr Gewicht halten konnten. Die nachteiligen Wirkungen einer Fettsucht äußern sich jedoch nicht nur in Form von Stoffwechselstörungen und deren Folgen für die KHK-Prognose, sondern auch in Begleitkrankheiten wie Arthrosen

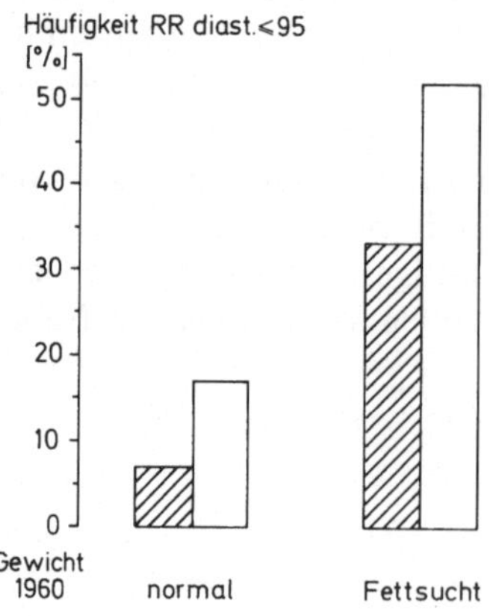

Abb. 1. Risiko von Übergewichtigen, eine Hypertonie zu entwickeln (Evans-County-Studie): ▨ 1960 bis 1967 Gewicht gehalten, ☐ 1960 bis 1967 ≥ Gewichtszunahme

und Gallensteinen oder Risiken bei Narkosen oder während Schwangerschaft und Geburt (Edwards et al. 1978).

Die Differentialdiagnose der Fettsucht muß natürlich die verschiedensten möglichen Ursachen einer generalisierten Fettsucht beachten, die von Spezialformen der kindlichen Adipositas bis zu seltenen endokrinen Ursachen im Erwachsenenalter reichen (Gries et al. 1976). Zur Pathogenese der alimentären Fettsucht des Erwachsenen gibt es zwar neue Ansätze, aber keine umwälzenden Neuigkeiten. Genaue Untersuchungen der verschiedenen Arten des Energieverbrauchs im Körper zeigen, daß sich der Grundumsatz, der Brennwert der Exkremente und der Wirkungsgrad der Muskelarbeit bei Fettsucht normal verhalten, wenn die richtigen Bezugsgrößen gewählt werden. Neuere Untersuchungen machen es wahrscheinlich, daß bei Fettsüchtigen die mahlzeiteninduzierte Thermogenese geringer ausgeprägt ist als bei schlanken Kontrollpersonen, welche somit mehr Energie in Form von Wärme abgeben können. Diese an wenigen Patienten erhobenen Befunde werden zwar durch biochemische In-vitro-Untersuchungen anderer Autoren an der Natrium-Kalium-ATPase von Erythrozyten und anhand der Wärmeproduktion von Fettgewebszellen gestützt (Kather u. Simon 1981), es bleibt jedoch weiteren ausführlichen Untersuchungen vorbehalten, ob diese Befunde für eine größere Zahl von Fettsüchtigen Gültigkeit erlangen. In diesem Zusammenhang erhalten theoretische Überlegungen zu Leerlaufzyklen des Stoffwechsels – also Stoffwechselreaktionen, die Energie verbrauchen, aber zum Ausgangsprodukt zurückführen (z. B. Lipolyse und Reveresterung von Fettsäuren im Fettgewebe) – erneut Aktualität. Der Stellenwert einer Wärmebildung ohne Muskelzittern für die Energiebilanz bedarf noch weiterer Untersuchungen.

Für die Prognose der Fettsucht haben sich in den letzten Jahren interessante neue Erkenntnisse ergeben. Die ursprünglich von Vague (1956) vorgeschlagene Differenzierung der Fettsucht in eine android und eine gynoide Form mit unterschiedlicher Prädisposition zu Diabetes, Arteriosklerose und Gicht wurde in den letzten Jahren weiter verfolgt, und mehrere Untersuchungen scheinen diesen neuen Ansatz zur Beurteilung der Fettsucht zu bestätigen (Lapidus et al. 1984). Heute wird diskutiert, zusätzlich zur Beurteilung des Körpergewichts und der Fettsucht nach Broca auch nach gynoidem und androidem Typ der Fettsucht zu unterscheiden und zu diesem Zwecke den Taillenumfang und den Hüftumfang zu messen. Eine Waste-to-hip-ratio (WHR) > 1 bedeutet einen androiden und eine WHR < 0,8 einen gynoiden Typ der Fettsucht. Die bekannten Risikofaktoren der KHK sollen beim androiden Typ der Fettsucht signifikant häufiger auftreten und die KHK-Prognose wesentlich verschlechtern.

Magersucht

Die Magersucht soll hier v. a. als psychogene Anorexie und nicht als Untergewicht bei organischen Krankheiten betrachtet werden. Hinsichtlich der Definitionen sei auf das *Diagnostic and statistical manual of mental disorders* (1980) verwiesen.

Die *Anorexia nervosa* ist charakterisiert durch eine ausgeprägte Angst, dick zu werden. Man spricht von sog. Körperschemastörungen, d. h. daß die Patienten sich auch bei Untergewicht noch dick fühlen. Weitere Kennzeichen sind ein Gewichtsverlust von mindestens 25% des ursprünglichen Gewichts und die Weigerung, das Körpergewicht auf dem Sollgewicht zu halten. Differentialdiagnostisch wird das Fehlen somatischer Krankheiten, welche den Gewichtsverlust erklären könnten, gefordert. Diese Krankheit betrifft überwiegend junge Frauen zwischen 15 und 25 Jahren in einer Häufigkeit von 0,5% und mehr in dieser Altersgruppe (Crisp et al. 1976; Fichter 1984). Das Verhältnis Frauen zu Männer liegt bei 12:1. Neuere Zahlen weisen darauf hin, daß die Häufigkeit im Zunehmen begriffen ist; die Dunkelziffer liegt jedoch sehr hoch.

Nahezu alle somatischen und auch endokrinologischen Symptome der Anorexie sind Folge der Mangelernährung (Leitzmann u. Mevenkamp 1984; Mevenkamp u. Leitzmann 1984; Pirke u. Pakl 1984). Das Untergewicht ist durch eine Verminderung der Fettgewebsmasse, aber auch der fettfreien Körpermasse verursacht. Als Folgen des Untergewichts stellt man eine Hypothermie von etwa 36 °C und eine Störung der Temperaturregulation fest, die sich subjektiv in vermehrter Kälteempfindlichkeit äußert. Blutdruck und Puls sind erniedrigt. Die Nierenfunktion ist gegenüber einem Normalgewichtigen vermindert, der Magen ist klein und weist eine Entleerungsverzögerung auf. Die Resorption der Nährstoffe im Darm ist ebenfalls vermindert, und wegen der geringen Ballaststoffaufnahme findet man regelmäßig eine Obstipation. Die schlechte Nährstoffversorgung bedingt in der Regel einen niedrigen Serumeisenspiegel und eine Anämie sowie erniedrigte Vitaminkonzentrationen im Serum, z. B. der Folsäure. Die Kombination von unzureichender Ernährung und Abusus von Saluretika und Laxanzien begünstigt die rasche Entwicklung eines Kaliummangels und seine Komplikationen. Regelmäßig findet man bei den Patientinnen eine Amenorrhö; eine typische hormonelle Konstellation sind erniedrigter T_3-Wert und erhöhte Werte für Kortisol und STH (Althoff et al. 1986). Die Bedeutung bzw. die Ursachen dieser hormonellen Veränderungen stehen in der Diskussion. Sie könnten sowohl Folge der schlechten Ernährungssituation wie auch Ursache des ganzen Krankheitsbildes sein. In der Regel vermißt man ein Krankheitsbewußtsein dieser Patienten, und die Beschwerdefreiheit und scheinbare Problemfreiheit sind kennzeichnend.

Die Prognose dieser Patienten ist unterschiedlich. Nur ein Teil findet ins normale Leben zurück. Etwa die Hälfte erreicht eine partielle Heilung, bleibt aber auffallend dünn. Aber einige sterben an Entkräftung, an Infektionen oder durch Selbstmord.

Die *Bulimia nervosa* muß neuerdings in der Gruppe der psychogenen Magersuchtsformen von der Anorexia nervosa abgegrenzt werden (Garfinkel et al. 1980). Sie wird seit einigen Jahren als ein eigenständiges Krankheitsbild angesehen (Fichter 1984). Betroffen sind nahezu ausschließlich weibliche Personen im Alter zwischen 20 und 30 Jahren. Der Beginn dieser Eßstörung ließt jedoch im 2. Lebensjahrzehnt. Das Körpergewicht ist nicht immer extrem niedrig. Bei etwa einem Drittel dieser Patientinnen liegt Ideal- oder sogar Normalgewicht vor (Paul u. Pudel 1985). Auffällig ist ein relativ hohes Bildungsniveau dieser Patientinnen.

Das Krankheitsbild ist charakterisiert durch wiederholte Attacken von Hyperphagie (Verschlingen größerer Nahrungsmengen innerhalb weniger Minuten bis zu 5 Stunden). Diese Bulimieattacken enden mit Völlegefühl, Mißempfindungen im Oberbauch, Schläfrigkeit und häufig aber durchaus nicht regelmäßig, mit selbst induziertem Erbrechen. Nach längerem Verlauf führt das häufige Erbrechen zu Hypochlorämie, metabolischer Alkalose und einer Schädigung der Zähne durch die Salzsäure des Magensafts (Hurst et al. 1977). Seltenere, aber mitunter sehr gefährliche Komplikationen sind akute Magendilatation und Magenperforation, Ösophagusruptur und Aspirationspneumonie (Evans 1968; Herzog u. Copeland 1985; Mitchell u. Pyle 1982; Mitchell et al. 1982).

Das Vorliegen von Eßstörungen ist den Patientinnen bewußt, und es steht bei ihnen die Angst im Vordergrund, die Willenskontrolle über das Essen zu verlieren. Die Patientinnen haben ein ausgeprägtes Krankheitsbewußtsein und einen belastenden Leidensdruck. Dementsprechend herrscht nach Bulimieattacken eine depressive Stimmung vor mit Selbstvorwürfen. Wiederholte Versuche einer Gewichtsabnahme durch strenge Diät, selbstinduziertes Erbrechen, Laxanzienabusus und Saluretikaabusus werden immer wieder berichtet. Dementsprechend sind starke Gewichtsschwankungen und Extreme von Anorexie bis Fettsucht in der Anamnese charakteristisch. Die Häufigkeit dieser Krankheit ist nicht genau bekannt. In der Literatur findet man Prävalenzraten zwischen 0,4% und 19% (Fichter 1984). Eine Zunahme der Häufigkeit in den letzten Jahren ist sehr wahrscheinlich.

Für die Eigenständigkeit der Bulimie gegenüber der Anorexia nervosa sprechen einige typische Unterschiede. Bei der Bulimie findet man in der Vorgeschichte in einem höheren Prozentsatz eine Fettsucht; charakteristisch sind in jedem Fall stärkere Gewichtsschwankungen. Die Anorexia-nervosa-Patientinnen zeigen ein signifikant geringeres Minimalgewicht. Die Patientinnen mit Anorexie sind im Durchschnitt etwas jünger, und bei Patientinnen mit Bulimie ist die Impulskontrolle deutlich gestört. Dementsprechend sind Alkohol- oder Drogenmißbrauch, Diebstahl, Stimmungslabilität und Neigung zu Suiziden stärker ausgeprägt. Das Erbrechen ist wesentlich charakteristischer für die Bulimie, es ist aber auch bei der Anorexia nervosa geläufig.

Endokrinologische Untersuchungen an Patientinnen mit Bulimia nervosa brachten in letzter Zeit wichtige neue Erkenntnisse. So fand man dort keine erhöhte Kortisolsekretion, aber trotz relativ normalen Körpergewichts häufig eine Amenorrhö. Neben dieser von der Anorexia nervosa bekannten Amenorrhö wurden Verkürzungen oder das Fehlen der Corpus-luteum-Phase als Besonderheit der Bulimia nervosa genannt (Pirke et al. 1986). Es bleibt weiteren Untersuchungen überlassen, ob diese hormonellen Störungen als Folge des gestörten Nährstoff- und Energiewechsels anzusehen sind oder in eine für die Bulimia nervosa charakteristische Kausalkette eingeordnet werden können.

Wir hatten in Zusammenarbeit mit den Herren Priv.-Doz. Dr. Fichter und Priv.-Doz. Dr. Pirke, München, Gelegenheit, das Ernährungsverhalten einer Gruppe von Patientinnen mit Bulimia nervosa zu untersuchen (Wöll et al. 1987). Die Energieaufnahme dieser 30 Patientinnen im Alter von 20 bis 30 Jahren lag zwischen 1300 und 6670 Kalorien. Die Energieaufnahme während einer Bulimieattacke reichte von 680 bis 4330 Kalorien. Eine Bulimieattacke konnte 5 min, aber auch 5 h dauern. Die mittlere tägliche Alkoholaufnahme lag zwischen 0 und 133 g Alkohol pro Tag. Ein Teil dieser Patientinnen nahm Arzneimittel (Appetitzügler, Abführmittel, Hormonpräparate, Vitamintabletten) ein. Eine Auswertung der

Ernährungsprotokolle über 3 Wochen ergab, gemessen an den Empfehlungen der Deutschen Gesellschaft für Ernährung (DGE) für den Nährstoffzufuhr, eine Unterversorgung mit mehreren Vitaminen (Vitamin B_1, Vitamin C, Vitamin A, Folsäure) und Mineralstoffen (Kalium, Magnesium, Eisen). Tabelle 1 zeigt die Situation bei 6 extrem gelagerten Fällen (Colling et al. 1985). Diese Unterversorgung wiegt um so schwerer, als Lebensmittelmengen mit einem Energiegehalt von 6770 kcal nicht ausreichten, um die empfohlene Zufuhr zu erreichen. Es handelte sich also um minderwertige Lebensmittel mit einem hohen Anteil von „leeren" Energieträgern, die eine ausreichende Versorgung mit essentiellen Nährstoffen nicht gewährleisten konnten. Der Alkoholkonsum lag im Durchschnitt bei 29 g pro Tag, dabei trank aber die Hälfte der Patientinnen zwischen 21 und 133 g Alkohol pro Tag. Bei den Bulimieattacken wurden leicht verfügbare Lebensmittel wie fette Milchprodukte, fette Wurstwaren und fette Süßigkeiten bevorzugt. Davon abzuziehen ist noch die Menge der wieder erbrochenen Lebensmittel, welche die gesamte Ernährungssituation dieser Patientinnen noch verschlechtert.

Tabelle 1. Durchschnittliche Vitamin- und Mineralstoffzufuhr. *Unterstrichene Werte:* Zufuhr pro Tag unter der Empfehlung der DGE. (Nach Colling et al. 1985)

Patient Nährstoff	1	2	3	4	5	6
Kalcium [g/d]	1,5± 1,2	1,2± 0,7	0,9± 0,4	3,1± 0,3	0,5± 0,3	1,1± 0,8
Eisen [mg/d]	12,4± 8,0	17,8± 9,8	10,3± 3,0	33,7± 7,7	19,4±10,4	15,3± 12,1
Vitamin B_1 [mg/d]	1,3± 1,1	1,2± 0,7	1,1± 0,3	3,0± 0,7	0,9± 0,8	1,4± 1,2
Folsäure [μg/d]	151,1±63,1	164,9±52,7	86,4±30,6	323,5±60,4	107,5±54,7	157,5± 67,0
Vitamin C [mg/d]	50,9±56,6	87,6±45,2	47,9±35,9	141,6±58,3	96,7±91,4	109,8±177,9
Vitamin A [mg/d]	1,1± 0,9	2,3± 2,3	0,8± 0,5	2,6± 0,8	1,6± 2,0	1,3± 1,1
Vitamin B_6 [mg/d]	1,8± 0,9	1,8± 0,6	1,1± 0,3	3,9± 0,7	1,4± 0,8	2,4± 1,2

Bei den Formen psychisch bedingter Magersucht muß man mit der Beteiligung mehrerer prädisponierender Faktoren und auslösender Ereignisse an der Krankheitsentstehung rechnen (Agras u. Kirkley 1976). An ursächlichen Faktoren lassen sich genetische, individuelle, familiäre und soziokulturelle Faktoren diskutieren. Für die Bedeutung der letzteren spricht die Häufung beim weiblichen Geschlecht, das Auftreten in einem bestimmten Lebensabschnitt und die Häufigkeitszunahme der Magersucht und der Bulimie in den vergangenen Jahrzehnten des allgemeinen Wohlstands. In den westlichen Industrienationen sind die Anorexia nervosa und die Bulimia nervosa wesentlich häufiger als in den Ländern der dritten Welt. Alarmierend ist die Häufung schädlicher Verfahren, das Körpergewicht unter Kontrolle zu halten, wie die Verwendung von Abführmitteln, Saluretika, Appetitzüglern und das selbstinduzierte Erbrechen. Untersuchungen in den USA deckten bereits bei Teenagern eine weite Verbreitung dieser Praktiken auf (Killen et al. 1986). Diese Erkenntnis eröffnet aber auch die Chance, Vorstufen oder Frühstadien von Eßstörungen zu erfassen und mit der Zeit einer wirksameren Therapie auch eine durchgreifende Prävention zur Seite zu stellen.

Literatur

1. Agras WS, Kirkley BG (1976) Bulimia: theories of etiology. In: Brownell KD, Farreyt JP (eds) Handbook of eating disorders. Basic Book, New York
2. Althoff PH, Schifferdecker E, Neubauer M (1986) Anorexia nervosa - endokrine Veränderungen. Med Klin 81: 795-803
3. American Psychiatric Association (1980) Diagnostic and statistical manual of mental disorders, 3rd ed. American Psychiatric Association, Washington
4. Colling M, Mitschek C, Wöll C, Brunner E, Fichter M, Wolfram G (1985) Ernährungsverhalten von Patientinnen mit Bulimie. Ernährungs-Umschau 7: 243-244
5. Crisp AH, Palmer RL, Kalncy RS (1976) How common is anorexia nervosa? A prevalence study. Br J Psychiatry 128: 549-554
6. Edwards LE, Dickes WF, Alton IR, Hakason EY (1978) Pregnancy in the massively obese: course, outcome, and obesity prognosis of the infant. Am J Obstet Gynecol 5: 479-483
7. Evans DS (1968) Acute dilation and spontaneous rupture of the stomach. Br J Surg 55: 940-942
8. Fichter MM (1984) Epidemiologie der Anorexia nervosa und Bulimia. Aktuelle Ernährungsmedizin 9: 6-11
9. Garfinkel PE, Moldofsky H, Garner DM (1980) The heterogeneity of anorexia nervosa. Arch Gen Psychiatry 37: 1036-1040
10. Gries FA, Berchtold P, Berger M (1976) Adipositas Pathophysiologie, Klinik und Therapie. Springer, Berlin Heidelberg New York
11. Herzog DB, Copeland PM (1985) Eating disorders. New Engl J Med 313: 295-303
12. Hurst PS, Lacey JH, Crisp AH (1977) Teeth, vomiting and diet: a study of the dental characteristics of seventeen anorexia nervosa patients. Postgrad Med J 53: 298-305
13. Kather H, Simon B (1981) Fettsucht und Ernährung - Aktuelle Aspekte. Aktuelle Ernährungsmedizin 6: 176-179
14. Killen JD, Taylor CB, Teich MJ, Saylor KE, Maron DJ, Robinson TN (1986) Self-induced vomiting and laxative and diuretic use among teenagers. J Am Med Assoc 11: 1447-1449
15. Lapidus L, Bengtsson C, Larsson B, Pennert K, Rybo E, Sjöström L (1984) Distribution of adipose tissue and risk of cardio vascular disease and death: a 12 year follow up of participants in the population study of women in Gothenburg, Sweden. Br Med J 10: 1257-1261
16. Leitzmann C, Mevenkamp C (1984) Anorexia nervosa: Körperfunktionen und Endokrinium. Aktuelle Ernährungsmedizin 9: 177-183
17. Mevenkamp C. Leitzmann C (1984) Anorexia nervosa: Ernährungsverhalten, Nahrungsaufnahme und Stoffwechselfunktion. Aktuelle Ernährungsmedizin 9: 171-176
18. Mitchell JE, Pyle RL (1982) The bulimic syndrome in normal weight individuals: a review. Int J Eating Dis 1: 61-73
19. Mitchell JE, Pyle RL, Miner RA (1982) Gastric dilatation as a complication of bulimia. Psychosomatics 23: 96-97
20. Paul T, Pudel V (1985) Bulimia nervosa: Suchtartiges Eßverhalten als Folge von Diätabusus? Ernährungs-Umschau 32: 74-79
21. Pirke KM, Pahl J (1984) Somatische Befunde bei der Anorexia nervosa. Aktuelle Ernährungsmedizin 9: 12-17
22. Pirke KM, Schweiger U, Heufelder A, Lonati-Galligani M (1986) Biological changes in anorexia nervosa and bulimia. In: Wahlquist ML, Truswell AS (eds) Recent advances in clinical

nutrition proceedings of the international symposium of clinical nutrition, September 1985, Sydney, vol 2. Libbey, London, p 303–310
23. Vague J (1956) The degree of masculine differentiation of obesities: a factor determining predisposition to diabetes atherosclerosis, gout, and uric calculous disease. Am J Clin Nutr 1: 20–34
24. Wolfram G (1978) Übergewicht und Störungen des Fett- und Kohlenhydratstoffwechsels. Therapiewoche 28: 312–324
25. Wöll C, Colling M, Fichter M, Pirke KM, Pöllinger J, Wolfram G (1987) Ernährungsverhalten von Patientinnen mit Bulimia nervosa. (Kongreß: „Gestörtes Eßverhalten“, Göttingen, März 1987)

Verhaltenstheoretische Überlegungen zur Entstehung und Behandlung von Eßstörungen

V. Pudel und J. Westenhöfer

„Gestörtes" und „normales" Eßverhalten

Für einen konkreten Einzelfall besteht zumeist Übereinstimmung, wenn es um die Diagnose eines gestörten Eßverhaltens geht, insbesondere wenn deutlich erkennbare Symptome, wie unkontrollierbare Heißhungerattacken, selbstinduziertes Erbrechen, Nahrungsverweigerung, hyperphage Reaktionen in Streßsituationen und erhebliches Über- bzw. Untergewicht feststellbar sind. Andererseits bestehen aber größere Schwierigkeiten, wollte man versuchen, das ungestörte, also das „normale" Eßverhalten zu definieren. Diese Frage allerdings wird dann aktuell, wenn Behandlungsziele für Patienten mit Eßstörungen definiert werden, und es also darum geht, die Parameter des ungestörten Eßverhaltens zu beschreiben.

Beurteilungskategorien

Verschiedene Beurteilungskategorien nämlich bieten sich zugleich an: a) die Verhaltensebene, b) ernährungsphysiologische Parameter der Nahrungsaufnahme und c) somatische Befunde, die relativ unabhängig voneinander variieren können und jeweils für sich eine Diagnose möglich machen:

a) Verhaltensebene	b) Ernährungsphysiologische Ebene	c) Somatische Ebene
Zwanghaftes Essen	Überernährung durch	Adipositas
„Süßhunger"	- Fett	Untergewicht
Angst vor „Fettsein"	- Protein	Kachexie
Body-image	Mono-/Disaccharide	Hyperlipidämie
Heißhunger/Erbrechen	Nährstoffrelation	Hypertonus
Hyperphagie/Streß	Unterernährung	Hyperurikämie
Polyphagie	Fehlernährung	Elektrolytstörungen
Dieting	Kritische Bedarfsdeckung an	Obstipation
Intermittierendes Fasten	- Vitaminen	Karies
Selektive Nahrungswahl	- Mineralstoffen	
Nahrungsmarotten	- Spurenelementen	
	- Ballaststoffen	

So kann ein zwanghaft kontrolliertes Eßverhalten zu einer ernährungsphysiologisch ausgewogenen Ernährung mit Normalgewicht führen. Ein spontanes Eßverhalten kann mit ernährungsphysiologisch ungünstiger Nährstoffrelation und Übergewicht einhergehen. Ein Diätmißbrauch führt zu Heißhungerattacken und selbstinduziertem Erbrechen, hat aber u. U. Normalgewicht und ausgewogene Ernährung zur Folge. Fraglich bleibt weiter, inwieweit bestimmte Verhaltensmuster der Nahrungsaufnahme und Lebensmittelauswahl als „normal" bzw. „gestört" gelten können, zumal hier soziokulturelle Faktoren eine große Bedeutung haben. Ein lediglich von diesen Normen abweichendes Ernährungsverhalten ist daher von jenen Verhaltensweisen abzugrenzen, die nach objektiven Kriterien ungünstig bzw. auffällig sind.

Lerntheoretische Definition

Es gibt also die verschiedensten Verhaltensmuster, die normgerecht oder normabweichend sind, die subjektiv und/oder objektiv als auffällig bezeichnet werden und die zu einer Ernährungssituation führen, die ebenfalls wieder subjektiv und/ oder objektiv als günstig bzw. ungünstig zu bewerten ist. So soll die Klassifikation eines „gestörten Eßverhalten" aus lerntheoretischer Sicht auf jene Verhaltensweisen begrenzt sein, die im funktionalen Sinne entweder subjektiv oder objektiv zu psychischen oder ernährungsbedingten somatischen Beeinträchtigungen führen. Dabei steht die lerntheoretisch begründete Annahme im Vordergrund, daß alle diese funktionalen Beeinträchtigungen durch quantitative oder qualitative Veränderung des individuellen Eßverhaltens behandelt werden können. Soweit diese Annahme zutrifft, wären also verhaltenstherapeutische Konzepte die geeigneten Maßnahmen zur Behandlung von Eßstörungen. Wie problematisch diese Annahme allerdings ist, wird nachfolgend diskutiert.

Erstes Beispiel: Adipositas

Die Adipositas gilt nach der eingeführten Definition als Ausdruck gestörten Eßverhaltens, denn Übergewicht stellt einen somatischen, zumeist gleichzeitig aber auch einen psychischen Risikofaktor dar, der nur durch Änderung des Eßverhaltens beseitigt werden kann.

Psychosoziale Bedingungen

Übergewicht ist unbestritten das Resultat einer längerfristigen relativ hyperkalorischen Ernährung. Die Verhaltensforschung versucht daher, die sozialen, psychischen und motivationalen Determinanten aufzuklären, die eine Überernährung begünstigen können.

In den Industrienationen wurde immer wieder gefunden, daß Übergewichtigkeit negativ mit der sozialen Schichtzugehörigkeit korreliert. Dieser Befund wurde als Hinweis gewertet, daß soziale Determinanten, wie Auswahl bestimmter Nah-

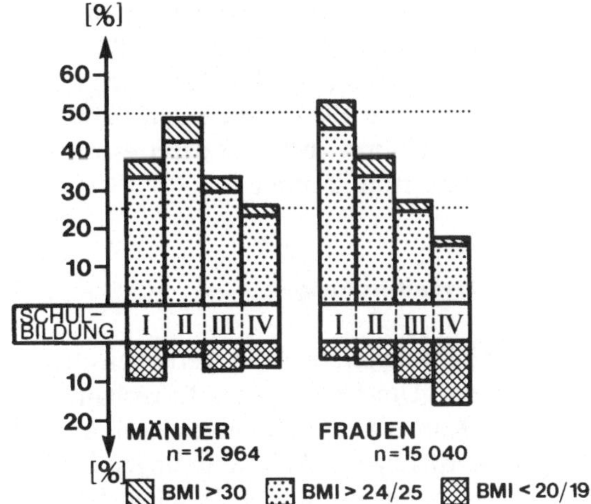

Abb. 1. Prozentuale Häufigkeit von Über- bzw. Untergewicht bei Männern und Frauen in der Bundesrepublik, aufgegliedert nach Schulbildung (*I*, Hauptschule ohne Abschluß; *II*, Hauptschule mit Lehre; *III*, weiterführende Schule; *IV*, Abitur/Hochschule). Als Referenzgröße dient der Körper-Massen-Index (Body Mass Index, *BMI*)

rungsmittel, Stellenwert der Nahrungsaufnahme, unterschiedliches Gesundheitsbewußtsein oder das schichtspezifische Image des „Dicken" (Meyer u. Tuchelt-Gallwitz 1967), als soziogenetische Faktoren für die Adipositas mitverantwortlich sind, Abb. 1 zeigt diese korrelative Beziehung anhand verschiedener Querschnittsuntersuchungen 1979–1984 an repräsentativen Stichproben der Bundesrepublik mit insgesamt 28 000 Menschen.

Psychosoziale Erklärungsansätze fokussieren (Bruch 1973; Selvini 1967) v.a. die Mutter-Kind-Interaktion, weisen auf die Wichtigkeit eines adäquaten Diskriminationslernen von Körperwahrnehmungen hin und betonen – im Sinne der psychoanalytischen Theorie – die Möglichkeit oraler Kompensation durch Nahrungsaufnahme in Streßsituationen.

Differentialpsychologische Ansätze, die eine charakteristische Persönlichkeitsstruktur des Adipösen postulieren, blieben bis heute erfolglos, diese testpsychologisch zu belegen.

Verhaltensdisposition des Adipösen

In Laborexperimenten allerdings gelang es, situationsspezifische Unterschiede im Eßverhalten zwischen Normal- und Übergewichtigen aufzudecken. Adipöse – so lassen sich die Befunde zusammenfassend charakterisieren – werden in der Wahrnehmung ihrer Körpergefühle, wie Appetit und Sättigung, nicht so sehr von innengesteuerten Signalen, sondern tendenziell stärker von Umfeldreizen beeinflußt (Externalitätstheorie: Schachter 1968, 1971; Schachter u. Gross 1968; Schater et al. 1968); ihr Sättigungsempfinden scheint verzögert oder in seiner Intensität abgeschwächt zu sein; sie erleben während der Mahlzeit den Appetenzverlust verzögert, d.h. bei ihnen kommt es verspätet zu einer Geschmacksaversion, die als psychische Sättigung bezeichnet wird; schließlich reagieren ca. 30% der Adipösen (Frauen dreifach häufiger als Männer) mit Hyperphagie in Streßsituationen („Kummerspeck": Pudel 1982). Nachgewiesen wurde auch, daß allein Anblick und Geruch appetitlicher Speisen zu einer Speichel- und Insulinsekretion führen können (Paul et al. 1984; Wooley 1972).

Ein erstes Modell (Pudel 1982) wurde entwickelt: Danach ist bei Adipösen das inadäquat erlernte Eßverhalten eine Störbedingung für die innere Appetit- und Sättigungsregulation, in Folge derer es zur hyperkalorischen Ernährung bei Nahrungsmittelüberfluß kommt.

Ziele der Verhaltenstherapie

Folgerichtig fokussieren die verhaltenstherapeutisch orientierten Trainingsprogramme ein „Um-Lernen" des Eßverhaltens und versuchen eine Dekonditionierung der Körperwahrnehmungen von Außenreizen und eine Sensibilitätssteigerung für körpereigene Wahrnehmungen zur Steigerung der Selbstkontrollfähigkeit. In Anbetracht der sozialmedizinischen Notwendigkeit zur Behandlung der Adipositas wurden neben den diätetischen Maßnahmen breit angelegte verhaltenstherapeutisch orientierte Behandlungsverfahren eingeführt, ohne daß man erkannte, daß die Basisannahme des Verhaltensmodells nicht bewiesen war.

Gesellschaftliche Rahmenbedingungen

In der Bundesrepublik hat in den Nachkriegsjahren die Prävalenz des Übergewichts erheblich zugenommen, obschon – wie Statistiken im Ernährungsbericht (Deutsche Gesellschaft für Ernährung 1984b) ausweisen – in jener Zeit keine absolut überdurchschnittliche Energiezufuhr im Vergleich zur Vorkriegszeit, sondern eine nur im Vergleich zur Kriegs- und Nachkriegzeit relativ erhöhte Energieaufnahme bestand. Wegen des dann erkannten Risikofaktors der Adipositas setzten Aufklärungsmaßnahmen ein, die nahezu ausnahmslos auf den quantitativen Aspekt der überhöhten Kalorienzufuhr und des geringen Bewegungsumsatzes abhoben. Das „Idealgewicht", seinerzeit angegeben mit (geschlechtsspezifisch) 10–15% unterhalb des Broca-Referenzgewichtes, wurde als wünschenswertes Ziel für jeden Bundesbürger vorgegeben. Kalorienrestriktion wurde als das „Mittel der Wahl" zur Zielerreichung vorgegeben.

Parallel zu diesen allgemeinen Aufklärungsmaßnahmen wurden mitunter auch groteske Formen von Kalorienrestriktion in Form von Blitz-, Wunder- und Crashkuren an die Bevölkerung herangebracht. Die Vielfalt an fett-, kohlenhydrat- und eiweißbetonten Diäten, der Psycho-, Hollywood-, Manager-, sowie Punkte-, Intensiv- und Formular-Diäten, der Schlankheitsdrinks und Abmagerungsmenüs besteht bis heute. Dieses Überangebot an „Schlankheitsangeboten" verstärkte die öffentliche Meinung, es sei nur eine Frage der richtigen Diät und des eigenen Durchhaltevermögens, daß eigentlich jeder das propagierte – und inzwischen auch gesellschaftlich als ästhetische Normvorgabe etablierte – Idealgewicht erzielen kann. Das ehemals positive Image der Übergewichtigen, entstanden zu einer Zeit, in der der „kreditwürdige Bauch" noch als soziales Statussymbol galt, schwand (Deutsche Gesellschaft für Ernährung 1984a). Die soziale Diskriminierung der Übergewichtigen verstärkt sich seit Jahren. „Schlankheit um jeden Preis" ist als soziale Normvorgabe für weite Teile der – insbesondere weiblichen – Bevölkerung zu einem bestimmenden „Lebensstilkonzept" geworden.

Das Überzeugungswissen der Bevölkerung, daß über die bewußte Steuerung der Energieaufnahme eine nahezu beliebige „Modellierung der Figur" möglich sei, entwickelt sich zunehmend zu einer der ausschlaggebenden Determinanten der Nahrungsaufnahme und unterstützt so möglicherweise die Manifestation von Eßstörungen. Diese Hypothese soll begründet werden.

Die neue Klassifikation: „Dieting behaviour"

Die Zweckmäßigkeit einer lediglich auf das Körpergewicht bezogenen Klassifikation wurde von der Verhaltensforschung bald in Frage gestellt, als Laborexperimente immer häufiger die bekannten Befunde zur Externalitätshypothese und zu Sättigungsstörungen nicht replizieren konnten. Zwar zeigte sich grundsätzlich, daß Externalität und andere situative Bedingungen das Eßverhalten stark beeinflussen können, jedoch waren diese Befunde nicht mehr spezifisch den Adipösen zuzuordnen.

„Latente Adipositas" und „restraint eating"

Neben methodischen Aspekten im experimentellen Design und z.T. sehr unterschiedlichen Definitionen der Versuchsgruppenparameter rückte dann eine bestimmte Gruppe von Probanden ins Blickfeld: normalgewichtige Personen, die stets bemüht sind, durch verschiedenste Maßnahmen ihr Eßverhalten und ihr Körpergewicht zu kontrollieren, Probanden also, die nicht mehr spontan essen entsprechend der von ihnen erlebten Körperwahrnehmungen von Appetit und Sättigung, sondern die ihre Nahrungsaufnahme mehr oder weniger stark kognitiv kontrollieren, um an Gewicht abzunehmen oder ihr Gewicht zumindest zu halten. Diese Personen – seinerzeit als „latent adipös" (Pudel et al. 1975) oder als „restraint eater" (Herman u. Mack 1975; Herman u. Polivy 1975) bezeichnet – zeigen in den verschiedenen experimentellen Studien nahezu identische Verhaltensmuster, wie sie von manifest Adipösen her bekannt waren, wenn die kognitive Kontrolle über die Nahrungsaufnahme durch experimentelle Vorgaben mehr oder weniger erschwert war (Pudel 1982). Zur Klassifikation dieses Personenkreises entwickelten Herman et al. das „restraint eating questionnaire", in Göttingen wurde die „Latente-Adipositas-Skala" zusammengestellt, und neuerlich haben Stunkard u. Messick (1985) unter Verwendung beider Skalen und Hinzufügung neuer Statements ein 3faktorielles „eating inventory" zur Verfügung gestellt.

Revision der Basisannahme

Erste Befunde zeigen, daß das Ausmaß des gezügelten Essens, also das „dieting behaviour" nicht mit dem relativen Körpergewicht korreliert ist, d.h. dieses Verhaltensmuster findet sich in allen Körpergewichtsklassen. Andererseits wurde festgestellt, daß das Verhaltensmuster des „gezügelten Essers" als Prädiktor brauchbar ist, um auf jene „Eßstörungen" zu schließen, wie sie oben beschrieben wurden.

Damit, so scheint es gegenwärtig, ist die lerntheoretische Ausgangshypothese zu revidieren. Das kontrollierte Eßverhalten und das „dieting behaviour", nicht aber das aktuelle, relative Körpergewicht, stellen sich als die ausschlaggebenden Faktoren heraus, die mit Externalität und den anderen Charakteristika des Eßverhaltens zusammenhängen.

Damit würde die Basisannahme für die Verhaltenstherapie der Adipositas in Frage gestellt, denn die seinerzeit als typisch für Adipöse geltenden und möglicherweise pathogenetisch wirksamen Verhaltensmuster sind nun als begleitende, vielleicht sogar auch als durch „dieting behaviour" bedingte Verhaltensmuster aufzufassen. Sie erscheinen nicht mehr als relevanter Faktor für Gewichtszunahme, sondern eher als Folge von kognitiver Kontrolle zur Gewichtsabnahme. Diese revidierte Hypothese steht in Einklang mit neueren Ergebnissen, klinischer Beobachtung, epidemiologischen Feststellungen und auch den immer noch unzureichenden Langzeiterfolgen der Adipositastherapie.

Das kybernetische Konstrukt: „Set-Point"

Kurz hinzuweisen wäre noch auf Denkmodelle, die unter den Begriffen „Homöostase, Alliesthesia, Ponderostat und Set-Point" ein Konstrukt beschreiben, das – wenngleich die biologischen Zusammenhänge weitgehend unbekannt sind – phänomenologisch eine „Instanz" postuliert, die auf Gewichtskonstanz abzielt (Cabanac 1971; Cabanac et al. 1971; Keesey u. Corbett 1984; Mrosovsky u. Powley 1977). Schon 1972 hatte Nisbett, im Gegensatz zu Schachter (1971), die erhöhte Externalität der Adipösen als Reaktion des Organismus auf Nahrungsdeprivation erklärt, die zu einem Absinken des Gewichts unter den „Set-Point" geführt hat. Erfolgreiches „dieting behaviour" und gezügeltes Eßverhalten bringen das Körpergewicht unterhalb des „Set-Point" und veranlassen damit gewisse Verhaltensdispositionen, die zunächst als „Störungen der Appetit- und Sättigungsregulation" interpretiert wurden. Diese Verhaltensdispositionen interpretieren wir heute als Gegensteuerung des Organismus, um durch Motivationsänderung zugunsten höherer Energieaufnahme das individuelle „Set-Point-Gewicht" wiederzuerlangen.

Gezügeltes Eßverhalten und Eßstörungen

Das Konzept der kognitiven Kontrolle des Eßverhaltens wurde in der Folgezeit auch für das Verständnis von bestimmten Eßstörungen belangvoll.

Bulimia nervosa

Neuere klinische Erkenntnisse zur Prävalenz und Psychopathologie der Bulimia nervosa lassen vermuten, daß die genannten Rahmenbedingungen den kollektivgesellschaftlichen Hintergrund bilden, vor dem die fast epidemieartige Indizenz-steigerung dieser schweren Eßstörung zu verstehen ist. Gegenwärtig schätzen wir nach Fragebogendaten einer Leserstichprobe eines Frauenmagazins, deren Parameter über eine repräsentative Stichprobe korrigiert wurden, daß 3,5% der 9,27 Mio. Frauen zwischen 15 und 35 Jahren an bulimischer Symptomatik leiden, wobei 36% von ihnen angeben, „häufig", 28% „öfter" und 36% „gelegentlich" zu erbrechen, um ihr Gewicht zu regulieren. Heißhungerattacken und selbstinduziertes Erbrechen als charakteristische Symptome der Bulimie sind somit wahrscheinlich die Folgen der mit Diätmißbrauch, intermittierendem Fasten und strengster Kalorienrestriktion erzwungenen Gewichtsabsenkung. Auf der „Latent-Adipositas-Skala" (Pudel et al. 1975) erzielen bulimische Patientinnen im Durchschnitt einen extrem hohen Wert von 27 Punkten, der darauf hinweist, daß sie ständig bemüht sind, ihr Eßverhalten kognitiv zu kontrollieren.

Abb. 2 und 3 zeigen für ein Kollektiv von 500 Bulimiepatientinnen die sehr großen diätinduzierten Schwankungen des relativen Körpergewichts, sowie – anhand der subjektiven Einschätzung von Körpersilhouetten – die Dynamik von Hoffnung und Angst bezüglich Gewichtsveränderungen, die das Eßverhalten dieser Patientinnen prägt. So beginnt nach unseren Untersuchungen das bulimische Syndrom auch zumeist während einer Diät. Die damit einsetzende Lernerfahrung vermittelt den Betroffenen eine positive Verhaltensbilanz, da sie essen und dennoch ihr Gewicht halten können, während das zuvor realisierte Verhalten strengster

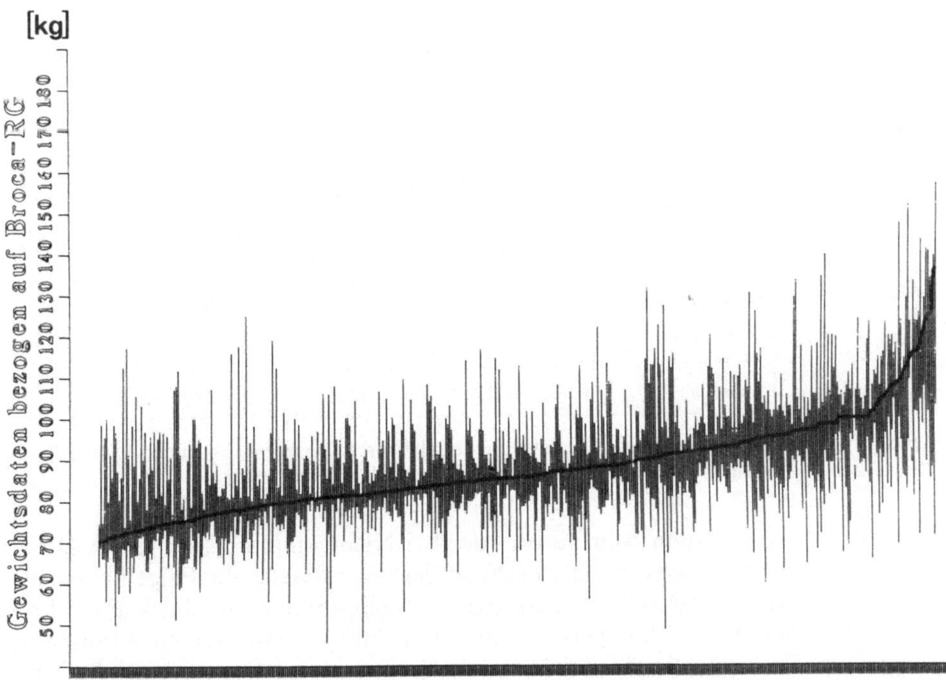

Abb. 2. Darstellung der Gewichtsanamnese von 400 Bulimiepatientinnen. Von jeder Patientin ist das aktuelle Gewicht, sowie das maximale *(obere Linie)* und das minimale *(untere Linie)* Gewicht eingetragen

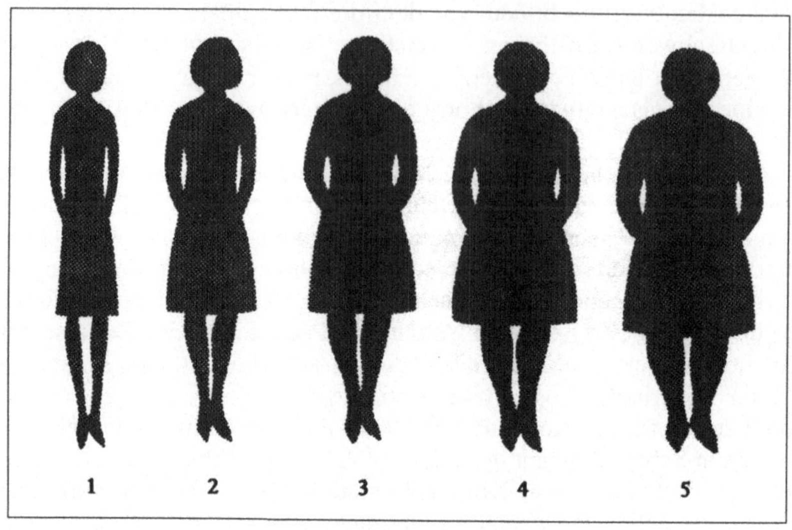

1. Was meinen Sie: Der Schattenriß mit welcher Nummer paßt am besten auf Sie selbst?

   (1)   (2)   (3)   (4)   (5)

2. Und wenn Sie wählen könnten: Wie möchten Sie dann gerne aussehen?

   (1)   (2)   (3)   (4)   (5)

3. Wenn Sie nicht erbrechen würden, oder keine Abführmittel/Appetitzügler nähmen:
   Welchem Schattenriß würde dann Ihr Aussehen entsprechen?

   (1)   (2)   (3)   (4)   (5)

Ergebnisse

		Schattenrisse					
		1	2	3	4	5	n
Frage 1	Bulimien	6,0%	46,3%	41,2%	6,0%	0,5%	395
	Normalbev.	19,4%	49,4%	26,3%	2,9%	2,0%	432
Frage 2	Bulimie	24,6%	72,1%	3,0%	0,3%	0,0%	395
	Normalbev.	19,8%	71,2%	7,6%	0,4%	1,0%	432
Frage 3	Bulimie	0,8%	14,7%	33,4%	33,4%	17,7%	395

Abb. 3. Vergleich der subjektiven Einschätzung des eigenen Körpergewichts anhand von Silhouetten durch bulimischen Patientinnen und Frauen der Normalbevölkerung

Diät zu Erlebnisdefiziten beim Essen oder bei Nichteinhaltung, zur Gewichtszunahme führte, also insgesamt eine negative Verhaltensbilanz zur Folge hatte. Erst die dann – gegenwärtig in ihren Ursachen noch empirisch nicht abgeklärte – Frequenzsteigerung der Heißhungerattacken mit nachfolgendem Erbrechen führen zu sekundären Beeinträchtigungen, wie soziale Vereinsamung, Depressivität, Suizidalität, kriminelles Verhalten etc., die nach längerer Erkrankungsdauer den Leidensdruck erhöhen und dann Anlaß zur Therapie sind (Paul et al. 1984; Paul u. Pudel 1985).

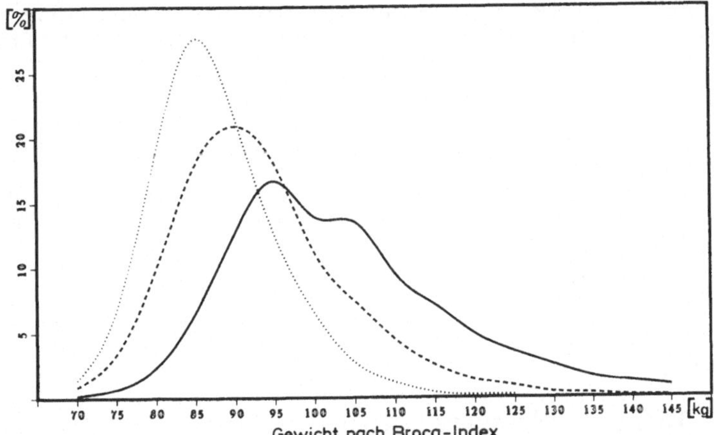

Abb. 4. Verteilungen des aktuellen Körpergewichts (——), des realistisch erreichbaren Wunsch- (-----) sowie der „Traumgewichtsangaben" (·····) von 35 000 Leserinnen eines Frauenmagazins

Kollektive Verhaltensprobleme

Die bei bulimischen Patientinnen so extrem ausgeprägten Einstellungen und Verhaltensweisen können – ohne daß sie bereits Krankheitswert haben – tendenziell auch in anderen Kollektiven beobachtet werden. Untersuchungen bei 35 000 Leserinnen eines großen Frauenmagazins, die wegen subjektiver Eßprobleme befragt wurden, zeigen, daß bei allen Befragten erhebliche Diskrepanzen zwischen dem aktuellen und dem wünschenswerten Gewicht bestehen, obschon bei nur einem sehr geringen Prozentsatz ein objektives Übergewicht besteht, das objektiver Anlaß zur Gewichtsreduktion sein müßte. Entsprechend bestehen bestimmte Verhaltensmuster und Eßprobleme.

Die Angaben von ca. 1000 Frauen, die in einer für die Bundesrepublik repräsentativen Stichprobe erhoben wurden, lassen erkennen, daß für ca. 50% der weiblichen deutschen Bevölkerung das Körpergewicht und das eigene Eßverhalten zumindest konflikthaft besetzt sind.

Unsere epidemiologischen Studien ergaben weiter, daß insbesondere die jüngere Bevölkerung sehr gewichts- und kalorienbewußt lebt. Nach 3tägigen Ernährungserhebungen bei 2900 repräsentativ ausgewählten deutschen Familien (Deutsche Gesellschaft für Ernährung 1984b) zeigte sich, daß im Gesamtkollektiv der 14–18jährigen Mädchen im Durchschnitt eine täglich um 140 Kalorien reduzierte Nahrungsaufnahme – verglichen mit der Altersgruppe 10–13 Jahre – stattfindet:

Jungen:	3– 6 Jahre –	1920 kcal,
	6–10 Jahre –	2220 kcal,
	10–13 Jahre –	2500 kcal,
	13–18 Jahre –	2680 kcal;
Mädchen:	3– 6 Jahre –	1840 kcal,
	6–10 Jahre –	2040 kcal,
	10–13 Jahre –	2400 kcal,
	13–18 Jahre –	2260 kcal.

Tabelle 1. Abweichungen der Körpergewichte in % bei Jugendlichen vom Broca-Referenzgewicht *(RG)*. Vergleich 1978/79–1983. (Nach Deutsche Gesellschaft für Ernährung 1984b)

	1983		1978/79	
	Jungen	Mädchen	Jungen	Mädchen
Unter −15% RG	5	17	4	10
−15% bis − 5% RG	14	29	21	28
− 5% bis + 5% RG	25	27	20	33
+ 5% bis +15% RG	35	18	35	15
+15% bis +25% RG	16	7	13	11
Über +25% RG	5	2	7	3

Dieses „kollektive Diätverhalten" findet seinen Ausdruck bereits im Körpergewicht dieses Kollektivs. Tabelle 1 zeigt einen Anstieg der eher untergewichtigen Mädchen im Jugendalter von 10% auf 17% von 1979 bis 1983.

Analog zu diesen Befunden deuten Ergebnisse biochemischer Analysen darauf hin, daß besonders die Gruppe der jungen Frauen häufig eine kritische Bedarfsdeckung mit essentiellen Inhaltsstoffen aufweist (Deutsche Gesellschaft für Ernährung 1984b).

Übergewicht und Sozialschicht

Die in der Literatur immer wieder beschriebene umgekehrt proportionale Beziehung zwischen Übergewicht und Sozialschicht konnten wir in der Bundesrepublik für Kinder und Jugendliche nicht belegen (Deutsche Gesellschaft für Ernährung 1984b). Zudem stellte sich die in Abb.1 dargestellte Beziehung für das Erwachsenenalter – im wesentlichen – als statistisches Artefakt heraus. Wird die korrelative Beziehung über die unterschiedliche Schulausbildung korrigiert, dann bleibt als bestimmende Variable lediglich das Lebensalter übrig, welches mit dem Übergewicht positiv korreliert. Die Interpretation liegt nahe, daß inzwischen die Einstellungen zum Körpergewicht und das Diätverhalten durch alle Schichten gleichmäßig diffundiert sind.

Das Schlankheitsmotiv

Die Nichterfüllung sozial anerkannter Gewichtsvorgaben wird subjektiv als Mangel erlebt, der wiederum die Motivation fördert, die Normvorgaben zu erfüllen. Mit der Erzielung des gesellschaftlich akzeptierten Gewichts werden soziale Verstärkung und Anerkennung aufgrund äußerlicher Merkmale antizipiert, die als wichtige Bedürfnisse des Menschen im Sozialisierungsprozeß westlicher Industrienationen herausgebildet werden (Heckhausen 1980).

Als „Werkzeug" zur Zielerreichung gilt in der Bevölkerung nach wie vor die Diät, also eine bewußt durchgehaltene Kalorienrestriktion mit häufigen erfolgsdokumentierenden Gewichtskontrollen. Diese Verhaltensmuster, die jetzt als typisch für große Bevölkerungskreise ohne objektiv erkennbares Unter- bzw. Übergewicht erkannt wurden, werden durch das Konzept des „dieting behaviour" oder des „gezügelten Eßverhaltens" repräsentiert.

Normabweichung als Verhaltensdeterminante

Die gegenwärtigen soziokulturellen Einflüsse verleihen der Distanz zwischen individuellem Gewicht einer Person zum gesellschaftlich akzeptierten Gewicht eine entscheidende Signalfunktion, die das Eßverhalten und damit auch die Lebensmittelwahl und Energieaufnahme bestimmt. Je höher die subjektiv empfundene Distanz und je bedeutender der Stellenwert der eigenen körperlichen Erscheinung ist, um so stärker wird die Tendenz zum „dieting behaviour".

Auswahlkriterien der Diät

Bei der Entscheidung für eine bestimmte Diät kann ein nur vergleichsweise unzureichendes Ernährungswissen (Deutsche Gesellschaft für Ernährung 1984a) herangezogen werden. Dies begünstigt Formen der Mangelernährung und/oder eine Nahrungswahl, in der ausschließlich die „scheinbar gesunden" Lebensmittel auf Obst- und insbesondere auf Eiweißbasis berücksichtigt werden, wobei insbesondere Mono- und Disaccharide streng gemieden werden. Dies läßt es verständlich erscheinen, daß von „erfahrenen" Dietern (Leserinnen des Frauenmagazins) mit Abstand an erster Stelle unter allen Diätproblemen der „Süßhunger" mit 69% genannt wird. Inwieweit in diesem „Drang nach Kohlenhydraten" – wegen des vergleichsweise hohen Proteinanteils vieler Diäten – ein Beleg für die Wurtman-Hypothese (Wurtmann 1986) zu sehen ist, bleibt zunächst offen.

Kontrolle und Störanfälligkeit

Dem Untersuchungskollektiv der 35000 Leserinnen des Frauenmagazins haben wir das „Eating Inventory" von Stunkard u. Messick (1985) mit seinen 51 Statements in deutschsprachiger Überarbeitung vorgelegt. Zugleich wurde eine Gewichtsanamnese erhoben. Die beiden wesentlichen Faktoren dieses Testverfahrens (Skala 1: kognitive Kontrolle des Eßverhaltens, und Skala 2: Störanfälligkeit der Kontrollrealisierung) wurden zum maximalen und minimalen Körpergewicht im bisherigen Leben der Befragten in Beziehung gesetzt. Abb. 5 zeigt die Ergebnisse dieser Auswertung.

Eine hoch ausgeprägte Fähigkeit zur Kontrolle des eigenen Eßverhaltens erscheint als der entscheidende Faktor, das Gewicht möglichst tief und möglichst weit unterhalb des Maximal- und näher am Minimalgewicht zu stabilisieren. Dabei ist die Störanfälligkeit der Kontrollrealisierung ein weiterer Faktor, der aber nur bei jenen Probanden zu einem ungünstigen Gewichtsstatus führt, die eine geringe Kontrollfähigkeit aufweisen.

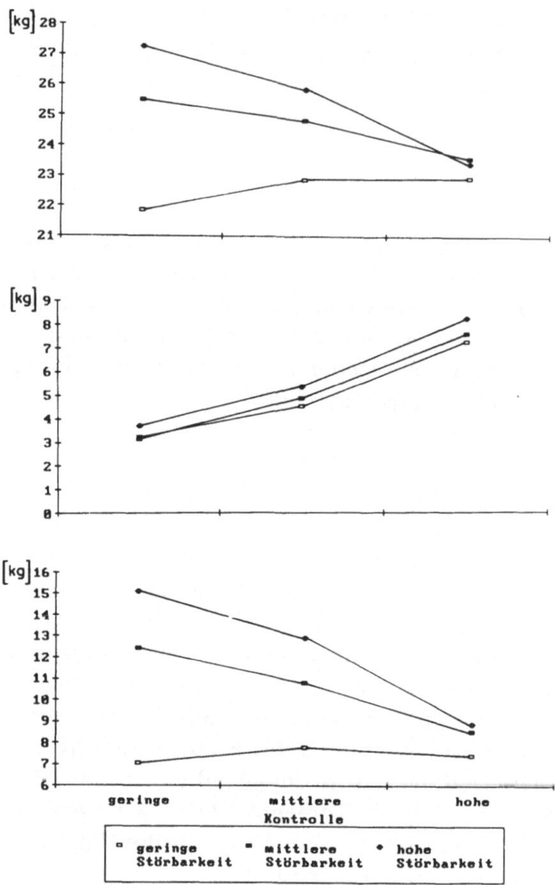

Abb. 5. Einfluß von Kontrolle und Störbarkeit des Eßverhaltens auf das aktuelle Körpergewicht *(oben)*, auf die Differenz zwischen Maximalgewicht und Körpergewicht *(Mitte)* und auf die Differenz zwischen aktuellem und Minimalgewicht *(unten)*

Ausblick: Überlegungen für Therapie und Prävention

Nach diesen Ausführungen kommt auch für therapeutische Überlegungen der „kognitiven Kontrolle des Eßverhaltens" und der „Störanfälligkeit der Kontrollrealisierung" eine wesentliche Bedeutung zu. Verhaltenstherapeutische Therapieprogramme beinhalten seit längerem bereits ein Training in Selbstkontrolle, auch wenn die Basisannahme dafür inzwischen fraglich wurde. Bulimische Patientinnen, die über eine sehr geringe generelle Selbstkontrolle verfügen (Westenhöfer et al., im Druck), versuchen dennoch, im Eßverhalten die strengste kognitive Kontrolle zu realisieren. Dies gelingt ihnen allerdings nur für relativ kurze Zeitintervalle zwischen den Heißhungerattacken, welche dann die Störanfälligkeit der Kontrollrealisierung – im Sinne der Testskala – dokumentieren. Gleiches gilt für die hyperphagen Reaktionen der Adipösen in Streßsituationen.

Als zweite wichtige Bedingung erscheint das Körpergewicht selbst. Die entscheidende Variable besteht hier in dem Ausmaß, in dem das aktuelle Gewicht unter ein bereits schon einmal erreichtes höheres Gewicht abgesenkt wurde. Dem Konstrukt des „Set-Point" zufolge korrespondiert ein Körpergewicht im individuellen Sollgewichtsbereich mit einem spontanen ungezügelten Eßverhalten. Gewichtsreduktion unter den Sollgewichtsbereich geht mit charakteristischen Verhaltensdispositionen einher, die eine reduzierte Energieaufnahme auf der Ebene der Verhaltenssteuerung erschweren und daher eine verstärkte kognitive Kontrolle induzieren. Situative, soziale und individualpsychologische Bedingungen können in diesem Prozeß die Kontrollrealisierung stören, was zu einer Gewichtszunahme führt, die ihrerseits – da sie Angst auslöst – die Kontrolle des Eßverhaltens wieder verstärkt. Das bulimische Syndrom ist eine – zwar inadäquate – Verhaltensalternative, um diese kumulativ negative Verhaltensbilanz zu positivieren.

Schließlich muß noch in Rechnung gestellt werden, daß bei Energierestriktion, die die notwendige Grundlage jeder Diät ist, eine Adaptation des Stoffwechsels an die verknappte Energiezufuhr stattfindet (Leibl u. Hirsch 1984). Diese Drosselung des Energieumsatzes macht eine zusätzliche Steigerung des Kontrollverhaltens notwendig, wenn das Körpergewicht noch weiter reduziert werden soll.

Die meisten der zur Abnahme motivierten Menschen lassen sich von psychosozialen Motiven leiten, ohne daß eine medizinische Indikation vorliegt. Die Bulimia nervosa kann als paradigmatisches Beispiel dafür gelten, wie ein gesellschaftlich vorgegebenes Gewichtsideal von ca. 52–54 kg das Eßverhalten determinieren und zu erheblichen psychischen, aber auch somatischen Störungen führen kann.

Adäquate, d. h. ernährungsphysiologisch ausgewogene Nahrungsaufnahme und ein Training in Selbstkontrolle, insbesondere aber auch eine kognitive Umstrukturierung der überwertigen Schlankheitsvorstellungen sind primäre Therapieziele bei Bulimia nervosa, wobei sekundär dann auf die psychischen Folgebeeinträchtigungen eingegangen werden muß.

Bei Übergewicht ist zunächst sehr ernsthaft die Indikationsfrage zu stellen, da der Risikowert eines mäßigen Übergewichts inzwischen relativiert wurde (Deutsche Gesellschaft für Ernährung 1984a). Ist eine Gewichtsreduktion unerläßlich, so steht auch hier – neben einer ernährungsphysiologisch optimierten Diät nach den Empfehlungen der Deutschen Gesellschaft für Ernährung – ein Training in Selbstkontrolle zur Realisierung eines adäquaten „gezügelten Eßverhaltens" an erster Stelle. Entsprechende Programme sind bereits entwickelt.

Für Eßprobleme, an denen bestimmte Bevölkerungskreise leiden, und die sich in Mangel- und Fehlernährung einerseits, in psychischem Leidensdruck andererseits niederschlagen, ist an präventive Programme zu denken. Konkrete Informationen über richtiges Ernährungsverhalten sind dabei sicher ebenso wichtig, wie eine Lockerung der gesellschaftlich fixierten „Schankheit um jeden Preis", die innerhalb der breiten biologischen Variation des Körpergewichts nur eine sehr schmale Nische mit ästhetischen Attributen ausweist, in die Gesamtheit flüchten will und dazu als „Fluchtwerkzeug" die Ernährung in Form verschiedenster Diäten mißbraucht.

Literatur

1. Bruch H (1973) Eating disorders. Basic Books, New York
2. Cabanac M (1971) Physiological role of pleasure. Science 173: 1103–1107
3. Cabanac M, Duclaux R, Spector NH (1971) Sensory feedback in regulation of body weight: is there a ponderostat? Nature 229: 125–127

4. Deutsche Gesellschaft für Ernährung (1984a) Ernährungsbericht 1980. Hendrich, Frankfurt am Main
5. Deutsche Gesellschaft für Ernährung (1984b) Ernährungsbericht 1984. Hendrich, Frankfurt am Main
6. Heckhausen H (1980) Motivation und Handeln. Springer, Berlin Heidelberg New York
7. Herman CP, Mack D (1975) Restrained and unrestrained eating. J Pers 43: 647–660
8. Herman CP, Polivy J (1975) Anxiety, restraint, and eating behavior. J Abnorm Psychol 84: 666–672
9. Keesey RE, Corbett SW (1984) Metabolic defence of the body weight setpoint. Res Publ Assoc Res Nerv Ment Dis 62: 87–96
10. Leibel RL, Hirsch J (1984) Diminished energy requirements in reduced-obese patients. Metabolism 33 (2): 164–170
11. Meyer JE, Tuchelt-Gallwitz A (1967) Psychiatrisch-psychologische Untersuchungen an weiblichen Fettsüchtigen. Z Psychosom Med Psychoanal 13: 73–107
12. Mrosovsky N, Powley TL (1977) Set points for body weight and fat. Behav Biol 20: 205–223
13. Nisbett RE (1972) Hunger, obesity, and the ventromedial hypothalamus. Psychol Rev 79: 433–453
14. Paul T, Pudel V (1985) Bulimia nervosa: Suchtartiges Eßverhalten als Folge von Diätabusus? Ernährungs-Umschau 32: 74–79
15. Paul T, Becker D, Pudel V, Kroschel M (1984) Zephalische Insulinsekretion bei Anblick und Geruch von Speisen bei normalgewichtigen Probanden. Verh Dtsch Ges Inn Med 90: 1242–1245
16. Paul T, Brand-Jacobi J, Pudel V (1984) Bulimia nervosa. MMW 126: 614–618
17. Pudel V (1982) Zur Psychogenese und Therapie der Adipositas, 2. Aufl. Springer, Berlin Heidelberg New York
18. Pudel V, Metzdorff M, Oetting M (1975) Zur Persönlichkeit Adipöser in psychologischen Tests unter Berücksichtigung latent Fettsüchtiger. Z Psychosom Med Psychoanal 21: 345–361
19. Schachter S (1968) Obesity and eating. Science 161: 751–756
20. Schachter S (1971) Some extraordinary facts about obese humans and rats. Am Psychol 26: 129–144
21. Schachter S, Gross LP (1968) Manipulated time and eating behavior. J Pers Soc Psychol 10: 98–106
22. Schachter S, Goldman R, Gordon A (1968) Effects of fear, food deprivation, and obesity on eating. J Pers Soc Psychol 10: 91–97
23. Selvini MP (1967) Die Bildung des Körperbewußtseins. Psychother Psychosom 15: 293–312
24. Stunkard AJ, Messick S (1985) The three-factor eating questionnaire to measure dietary restraint, disinhibition and hunger. J Psychosom Res 29: 71–83
25. Westenhöfer J, Paul T, Pudel V (in press) Self-control in bulimia nervosa. Eating Disorders
26. Wooley SC (1972) Physiological versus cognitive factors in short-term food regulation in the obese and non-obese. Psychosom Med 34: 62–68
27. Wurtman RJ (1986) Ways that foods can affect the brain. Nutr Rev 44: 2–6

Psychopathologische Differentialdiagnose: Bulimie, Bulivomie, Anorexia nervosa*

A.-E. Meyer

Die anschließende Argumentation entspringt erstens meinem Bedürfnis, Benennungen von Krankheitseinheiten gleichermaßen präzise wie auch informationshaltig zu haben (Meyer 1970), und zweitens meiner Besorgnis, daß die seit etwa 2 Dekaden zu beobachtende Tendenz, Bulimie und Anorexia nervosa zu vermengen, therapeutisch und prognostisch wichtige Unterschiede verschleiert und die Klärung der nach wie vor rätselhaften Ätiologie der Anorexia nervosa erschwert.

Seit ca. 20 Jahren wird immer wieder vorgeschlagen, die beiden Krankheiten unter einem Namen zusammenzufassen, so z.B. von Guiora (1967) als „Dysorexia", von Ehrenring u. Weitzman (1970) unter „Anorexia Bulimia nervosa", von Boskind-Lodahl (1976) mit „Bulimarexia" oder von Lowenkopf (1982) als „pursuit of thinness disorders". Nomenklatorisch noch weiter als diese Autoren – welche immerhin 2 Erscheinungsformen unterscheiden – geht Sours (1973), welcher betont, daß Anorexia-nervosa-Patienten innerhalb eines Kontinuums zu finden sind, welches sich ausspannt zwischen verhungernden „Kadavern" einerseits und „Orgienessern" („binge-eaters") mit Normalgewicht andererseits.

Somit ist nicht verwunderlich, daß die Massenmedien – sowieso mehr auf Spannung und Lesbarkeit als auf Genauigkeit bedacht – diese Vermengung willig aufnehmen.

So z.B. im *Stern* (Nr. 41, S. 75 f., 1986), wo unter dem Titel „Das unheimlich große Fressen" – Bulimie und Anorexia nervosa gleichgesetzt werden, aber nur die fotografisch dramatischere Anorexie dargestellt ist.

Ich werde im folgenden dafür plädieren, die beiden Diagnosen getrennt zu halten und darüber hinaus – in Verfolgung meines Perfektionsanspruchs an Diagnosen – eine „einfache Bulimie" von einer „Bulivomie" zu trennen und zu beiden evtl. noch Gewichtsangaben hinzuzufügen.

Ich schließe mich den Autoren an, welche vertreten, daß die hier abzuhandelnden Phänomene auf einem weiteren soziökokulturellen Hintergrund gesehen werden sollten.

In allen hochindustrialisierten Überflußgesellschaften ist die Ambivalenz zwischen Leistung und Hedonismus endemisch oder ubiquitär. Völlerei vs. Diät auf der Verhaltens- und Übergewicht vs. Schlankheit/Fitness auf der Erscheinungsebene sind lediglich *zwei* Aspekte davon. Ein weiterer ist die „Playboyphilosophie": „Work hard and play hard!"

---

* Unter Verwendung von Ergebnissen aus dem Teilprojekt B 22, SFB 115. Für die Unterstützung durch die DFG danke ich.

Dementsprechend finden die zeitgenössischen Demoskopen, daß das Gefühl „zu dick" zu sein, weit verbreitet ist. Z. B. fand Nylander (1971), daß bei Frauen 50% der 14jährigen und 70% der 18jährigen angaben, sich „fett zu fühlen". Angaben über Diätkuren stiegen parallel (8% der 14-, 23% der 15- und 44% der 18jährigen). Untersuchungen in unserer Forschungsgruppe ergaben (Freudenberg-Hübner 1984), daß sich unter 717 13- bis 16jährigen Schülerinnen 36,9% „an einigen Stellen zu dick" und weitere 9,1% als „zu dick" empfanden. Diese Angaben waren bei 13,3% dieser Frauen unrealistisch, weil sie in Wirklichkeit Idealgewicht (Gewicht nach Broca-Index − 15%) oder sogar Untergewicht aufwiesen.

Solche Daten zeigen, daß in hochindustrialisierten Sozietäten Schlankheitswünsche und Reduktionsdiäten wenig diagnostischen oder differentialdiagnostischen Wert haben – erst die quantitative Erfassung des Gewichtsziels und dessen sozietale und medizinische Bewertung führen hier weiter.

Edunt ut vomant, vomunt ut edant – diese Beschreibung römischer Oberklassesymposien durch einen zeitgenössischen Satiriker (ich habe vergessen, ob Sallust oder Juvenal) zeigt typischerweise keine bulivomische Motivation – nur das äußere Verhalten ist identisch. Diesen Römern ging es nicht um Schlankheit, sondern darum, ihre Völlerei zu verlängern und hierfür Magenfülle als natürliche Bremse auszuschalten.

Trotzdem bin ich überzeugt, daß die soziologischen (oder auch feministischen) Versuche fehlgehen, welche die Anorexia nervosa als eine Art Überanpassung oder Übersollerfüllung eines gesellschaftlichen Schlankheitsideal zu erklären versuchen. Diese Argumentation mißachtet, daß das angestrebte (und oft erreichte) Ideal der äußeren Erscheinung nicht Schlankheit ist, sondern Magerkeit, und diese deswegen nur von der Betroffenen selber als ideal, richtig, gut oder schön erlebt wird. Der Rest der Gesellschaft (einige anorektische Leidensgenossinnen sogar eingeschlossen) sehen jene als krank und/oder häßlich.

Dagegen scheint diese Argumentation für Bulimie/Bulivomie in 2 Weisen triftig:

1) Bulimiekranke werden gegen das – meist – drohende Übergewicht kämpfen, und da ist Erbrechen ein rasches Radikalmittel.
2) Während Reduktionsdiäten gegen beginnende oder bestehende Adipositas kann es zu bulimischen „Durchbrüchen" kommen.

Doch zurück zur Diagnose. Das DSM III (Koehler u. Saß 1984) sieht die Differenzierung zwischen Anorexia nervosa und Bulimie mit Kochbuchklarheit.

Danach ist Anorexie (S. 76) gekennzeichnet: (A) von einer starken Furcht, dick zu werden, (B) einer Störung des Körperschemas, z.B. die Angabe, auch bei Gewichtsverlust „sich dick zu fühlen", (C) Gewichtsverlust von über 25% des ursprünglichen Körpergewichts, (D) Weigerung, das Körpergewicht auf minimalem Normalgewicht zu halten, und (E) keine bekannte körperliche Störung, die für den Gewichtsverlust verantwortlich gemacht werden könnte.

Die Beschreibung ist ausreichend und brauchbar – in meinem Perfektionismus würde ich sie mir lediglich präziser wünschen.

1) Mir fehlt der Doppelaspekt (derselben Münze), nämlich Bruchs (1966, p. 555) „relentless pursuit of being thin" einerseits, was ich mit „Magersuchts-Motiv" wiedergeben möchte (mit Betonung auf „Sucht" *und* auf „Motiv") und Crisps (1970) „phobia of normal weight" andererseits, also der „krankhaften Angst vor Normalgewicht".

Wird Kriterium (A) so definiert, könnte in DSM III Kriterium (D) entfallen.

Innerhalb dieses Doppelaspekts scheint mir aufgrund des subjektiven Erlebens mal mehr das Magersuchtsmotiv dominant oder primär, mal mehr die „Gewichtsphobie" - und manchmal läßt sich keine Priorität ausmachen. Bei der ersten Variante gibt mehr und mehr Magerkeit (oder dann ein kritisches Ausmaß davon) den Betroffenen etwas zentral Wichtiges, was sie schwer zu formulieren vermögen: Sicherheit oder Selbstwert oder Identität oder Triumph oder Wohlsein.

Ohne dies systematisch untersucht zu haben, scheint mit, daß die „Normalgewichts-Angst" bei jener Untergruppe im Vordergrund steht, welche aus einem realen Übergewicht heraus in eine Magersucht geriet.

Zu Kriterium B), „der Störung des Körperschemas", zweifle ich, ob damit das gemeinte Phänomen zutreffend konzeptualisiert ist. Es besteht ein Magerkeitswunschbild, und an diesem gemessen ist die Bewertung der eigenen äußeren Erscheinung als „zu dick" logisch (genauer psychologisch) folgerichtig. Ist Magerkeit zutiefst ersehnt und richtig, dann ist jedes Pfund darüber Fettsucht - auch optisch im äußeren Erscheinungsbild.

Dieses Phänomen *kann* die Wahrnehmung des eigenen menschlichen Körpers (evtl. auch anderer) verfälschen, muß aber nicht.

In der Tat konnten Hsu (1982) sowie Touyz et al. (1984) in Wahrnehmungsexperimenten bei Anorexie eine hohe Variabilität bei Größeneinstufungen des eigenen Körpers finden, welche signifikant über derjenigen von Gesunden war. Touyz et al. erhoben eine Schwankungsbreite von 35% Unter- bis 10% Überschätzung.

Angesichts dieser hohen Variabilität können die widersprüchlichen Ergebnisse verschiedener Forscher (Zusammenstellung bei Meerman u. Fichter 1982) u. a. auch durch die Zusammenstellung der (durchwegs kleinen) Stichproben erklärt werden.

2) Die Angabe C) (25% Verlust des ursprünglichen Körpergewichts) ist nicht ausreichend operationalisiert, denn sie trifft auch auf eine Übergewichtige zu, die erfolgreich diätgekurt hat. Ich würde als kritischen Bezugspunkt das Idealgewicht vorschlagen, operationalisiert als Gewicht nach Broca-Index — 15%, also 0,85 (Körperlänge - 100 in cm) kg und davon als kritische Grenze — 15% nehmen. Darüber hinaus muß man sich klar sein, daß dieses Kriterium zu Beginn einer Anorexie noch nicht erfüllt werden kann, auch wenn psychopathologisch die Diagnose eindeutig zu stellen ist.

3) Was in der Begleitbeschreibung des DSM III deutlich formuliert ist, fehlt mir in den diagnostischen Kriterien: „Die meisten ... leugnen ihre Krankheit beharrlich und sind an einer Behandlung nicht interessiert, ja sogar ablehnend". Dies wäre zu qualifizieren „an einer Behandlung ihrer Magerkeit", denn für andere (z.T. assoziierte) Probleme, wie z.B. Selbstunsicherheit, Errötungsfurcht, Zwänge oder Probleme der Mutterbeziehung, sind sie oft behandlungswillig.

4) Ich halte die Amenorrhö für einen wichtigen Indikator. Gleichviel, ob sie als Frühamenorrhö auftritt, d.h. vor (nennenswertem) Gewichtsverlust, oder danach als „Spätamenorrhö", beides zeigt, daß eine zentrale biologische Funktion gestört ist, womit die Grenze zur Pathologie überschritten ist (s. auch Meyer et al., im Druck a, b).

Meine Kritik zusammenfassend, schlage ich folgende Umformulierungen der Diagnosekriterien für Anorexia nervosa vor:

1) Einerseits Magersuchtsmotiv und andererseits krankhafte Furcht, ein „Idealgewicht" (definiert als 0,85 · Gewicht nach Broca-Index) zu haben oder wieder zu erreichen.
2) Zunehmender Gewichtsverlust, welcher ab −15% unter „Idealgewicht" diagnoseerhärtend wird.
3) Amenorrhö.
4) Fehlendes Krankheitsgefühl und somit keine Behandlungsbereitschaft für die Magerkeit.
5) Keine ausreichende andere Krankheit.

Was die Bulimie betrifft, ist sie im DSM III (S. 79) ebenfalls ausgesprochen operational formuliert.

Bulimie

A) Wiederkehrende Phasen von Heißhunger (schnelle Aufnahme einer großen Speisenmenge in bestimmter Zeit, gewöhnlich in weniger als 2 h).
B) Mindestens 3 der folgenden Merkmale:
   1) Aufnahme hochkalorischer, leicht aufzunehmender Speisen in einer großen Menge;
   2) Unauffälliges Essen während (sic!) der Episode;
   3) Beendigung dieser Episoden durch Bauchschmerzen, Schlaf, Unterbrechung durch andere oder selbstinduziertes Erbrechen;
   4) wiederholte Versuche zur Gewichtsabnahme durch strenge Diät oder selbstinduziertes Erbrechen oder die Einnahme von Abführmitteln oder Diuretika;
   5) häufige Gewichtsschwankungen von mehr als 5 kg infolge von alternierendem hemmungslosem Essen und Fasten.
C) Bewußtsein, daß diese Eßgewohnheiten abnorm sind und Furcht, das Essen nicht willentlich beenden zu können.
D) Depressive Verstimmung und Selbstwertverlust nach den Episoden.
E) Die bulimischen Episoden sind nicht auf Anorexia nervosa oder irgendeine bekannte körperliche Störung zurückzuführen.

Hier findet mein Perfektionismus, lediglich an den Punkten unter (B) Änderungen vorzuschlagen.

Unter (1) scheint mir „hochkalorisch und leicht aufzunehmend" noch präzisierbar. Nach meinen Erfahrungen ist „magenfüllend und unmittelbar verzehrbar" treffender. Schokolade, Kuchen, Brot, Wurst, Ravioli direkt aus der Dose etc. sind unterschiedlich kalorienhaltig, und sie müssen unterschiedlich gekaut werden, aber sie sind magenfüllend und benötigen keine Zubereitungszeit.

In (2) hat sich offenkundig ein sinnstörender Fehler (bereits im amerikanischen Original) eingeschlichen; es muß heißen: *außerhalb* der Episode.

Zu Punkt (4) habe ich bereits ausgeführt, daß in unserer Sozietäten „wiederholte Versuche zur Gewichtsabnahme" zu häufig sind, um diagnostisch verwertet zu werden.

Außerdem führt eine Bulimie nicht ausnahmslos zu Gewichtsproblemen. Sind bulimische Episoden relativ selten und v.a. von einer physiologischen Sättigungs-

Refraktär-Pause oder einem längeren psychologischen Widerwillen gegen Essen gefolgt, bleibt das Gewicht stationär. Bei bulivomischer Form braucht es ebenfalls nicht zu Übergewicht zu kommen.

Das Körpergewicht ist bei der Bulimie zwar ein peripheres Element, aber wichtig genug, so daß ich vorschlagen würde, dem Gebrauch einiger Autoren (z. B. Lacey 1983) zu folgen und von Normalgewichtsbulimie (oder Normalgewichtsbulivomie) zu sprechen und dies zu ergänzen durch Übergewichtsbulimie und Untergewichtsbulimie.

Nur in diesem letzteren Fall der Untergewichtsbulimie, die in der Regel eine Untergewichtsbulivomie ist, stellt sich die Differentialdiagnose zur Anorexia nervosa überhaupt.

Das DSM III ist hier eindeutig: Bulimiekriterium (C), das Krankheitsgefühl, und (D), die „Scham danach", grenzen die Bulimie klar von der Anorexia nervosa ab.

Um dies ganz und gar narrensicher zu machen, wird noch Kriterium (E) angefügt.

In meinen bisherigen Ausführungen habe ich bereits wiederholt die Bezeichnungen Bulivomie und bulivomisch verwendet.

Die Vomie – das Erbrechen – ist eine fakultative, wenn auch außerordentlich häufige Komplikation der „einfachen" Bulimie, wobei einfach = ohne Erbrechen bedeutet.

In der Regel beginnt eine Bulimie ohne Vomie, d. h. die Freßattacken enden nicht mit Erbrechen. Erst nach einer gewissen Zeit (manchmal nie) kommt es spontan oder (meist) selbstinduziert zu Erbrechen, welches sich rasch negativ-operant konditioniert, weil es Völlegefühl und Übelkeit beendet und die Angst vor Gewichtszunahme dämpft.

Durch den Einfluß der Massenmedien, v. a. der Frauenzeitschriften, welche seit etwa 10 Jahren mit wachsender Begeisterung die Bulimie und zwar durchwegs in ihrer dramatischeren bulivomischen Form schildern, hat sich (a) diese Zeitspanne zwischen Beginn ohne Erbrechen und vomischer Komplikation verkürzt und (b) die Zahl bulivomischer Formen erhöht.

Die Massenmedien hatten noch einen zweiten Einfluß. Die Bulimie (sowohl die einfache wie die vomische Form) ist eine arztaverse Krankheit. Sie wird von den Betroffenen als gierig, triebhaft, tierisch, disziplinlos eingestuft und als Makel und Schande v. a. auch vor den Ärzten, geheimgehalten. Die Versicherung der Massenmedien, daß es sich um eine echte Krankheit handle, die ärztlicher Hilfe bedürfe, hat Bulimikerinnen ihre Geheimhaltung überwinden und Ärzte aufsuchen lassen.

Die daraus resultierende erhöhte Prävalenz bei Ärzten führte zu wissenschaftlichen Kommunikationen und diese zu Echos in den Massenmedien. Ich glaube allerdings nicht, daß die eben beschriebene Selbstverstärkerwechselwirkung ausreicht, um die enorm gestiegene Prävalenz bei Ärzten zu erklären.

Die vomische Komplikation bringt einen dramatischen Wandel. Hat ein Bulimiepatient erst einmal die Möglichkeit entdeckt, sein Völlegefühl, seine Übelkeit und seine Angst vor Fettwerden durch Erbrechen zu beheben, dann kann er richtig in die Vollen gehen. Die Frequenz der Freßorgien steigt kräftig und ebenso die Scham über das jetzt noch unappetitlichere, noch krankhaftere, noch tierischere Verhalten. Parallel dazu erhöhen sich die Zeiten des Sich-Heimlich-Absonderns, der Geldbedarf für Nahrung kann zu Diebstählen führen, und dies alles führt zu vermehrter sozialer Isolierung. Mit dem bulivomischen Stadium kommt es außerdem zu Karies und Kaliumverlust.

Wegen dieser klinischen, psychologischen und medizinischen Veränderungen scheint es mir nützlich, ja notwendig, die bulivomische Form von der einfachen Form der Bulimie schon in der Diagnoseformulierung abzugrenzen.

Wenn und falls die Differentialdiagnose derart eindeutig ist, wie von mir bislang vertreten, erhebt sich die Frage, wie es zu den eingangs geschilderten Vorschlägen von mehreren, voneinander unabhängigen Forschern kommen konnte, Anorexie und Bulimie als eine Einheit aufzufassen?

Ich sehe hierfür folgende Gründe:

1) Psychopathologische Randunschärfen:
   a) Das psychopathologisch zentrale Magersuchtsmotiv wird von den betroffenen Anorexiekranken häufig nicht nur nicht spontan berichtet, sondern oft getarnt oder verheimlicht. Deshalb scheint mir mein Anorexiekriterium 4) zur Abgrenzung von einer Bulimie wichtig.
   b) Auch viele Bulimikerinnen zeigen ein subjektives Schlankheitswunschziel, welches unterhalb des Idealgewichts liegt (Russell 1979). Es wird sogar vermutet, daß die bulimischen Episoden Triebdurchbrüche darstellen, bei einer chronischen (wenn auch nur leichten) Unterernährung. Der Unterschied ist quantitativ und qualitativ. Jenes zielt auf eine Schlankheit, welche gesundheitlich vielleicht nicht ganz optimal und ästhetisch Geschmackssache ist – das anorektische Magerkeitsideal jedoch ist medizinisch gefährlich und wird sozial abgelehnt.
2) Längsschnittübergänge:
   a) Russel (1979), einer der Erstbeschreiber der Bulimie, fand in der Vorgeschichte seiner 30 Kranken bei 17 typische und bei weiteren 7 atypische Phasen einer Anorexia nervosa. Wir können das in unserem Krankengut von Bulimikerinnen und Bulivomikerinnen nicht in dieser Häufigkeit bestätigen. Hingegen finden wir in unseren Langzeitkatamnesen (Engel et al., in Vorbereitung) einige ehemalige Anorexien, welche in eine Bulivomie mit Normalgewicht oder leichtem Untergewicht übergegangen sind.
   b) Umgekehrt läßt sich die Vorgeschichte einer (anlaufenden oder bereits angelaufenen) Fettsucht erheben. Im Zuge ihrer Bekämpfung durch Reduktionsdiät entwickelt sich eine Anorexia nervosa oder eine Bulimie (z. T. später eine Bulivomie) mit Über-, Ideal- oder Untergewicht. Bei der Anorexie handelt es sich mit Sicherheit nur um eine Teilgruppe, bei der Bulimie ist noch unklar, ob dies nicht auf die große Mehrheit zutrifft.

Die Tatsache, daß es Anorexien gibt, welche nie bulimisches Verhalten zeigten und zeigen, und die Befunde, daß sich bulimische Anorektikerinnen von nichtbulimischen in einer Reihe von Variablen unterscheiden, z. B. haben sie ein höheres Maximalgewicht vor der Erkrankung, zeigen häufiger Alkoholmißbrauch und weniger Sexualabwehr (Garfinkel et al. 1980; Casper et al. 1980), spricht für meine Argumentation, Bulimie, Bulivomie und Anorexia nervosa – trotz der geschilderten Übergänge – getrennt zu betrachten.

Literatur

1. Bosking-Lodahl M (1976) Cinderella's stepsister: A feminists perspective on anorexia nervosa and bulimia. Signs 342–356
2. Bruch H (1966) Anorexia nervosa and its differential diagnosis. J Nerv Ment Dis 141: 555–566
3. Casper RC, Eckert MD, Halmi KA, Salomon CG, Davis JM (1980) Bulimia: Its insidence and clinical importance in patients with anorexia nervosa. Arch Gen Psychiatry 37: 1030–1035
4. Crisp A (1970) Anorexia nervosa: „Feeding disorder", „nervous malnutrition" or „weight phobia". World Rev Nutr Diet 12: 452–504
5. Ehrenring RH, Weitzman EL (1970) The mother-daughter-relationship in anorexia nervosa. Psychosom Med 32: 201–208
6. Engel K, Hentze M, Izbirak M, Meyer A-E (in Vorbereitung) Long term outcome of anorexia nervosa treatments: Follow-up study of 218 patients
7. Freudenberg-Hübner D (1984) Zur Epidemiologie der Anorexia nervosa. Eine Untersuchung an Hamburger Schülerinnen. Med Dissertation, Universität Hamburg
8. Garfinkel PE, Moldofsky H, Garner DM (1980) The heterogneity of anorexia nervosa: Bulimia as a distinct subgroup. Arch Gen Psychiatry 37: 1036–1040
9. Guiara AZ (1967) Dysorexia: A psychopathological study of anorexia nervosa and bulimia. Am J Psychiatry 124: 391–393
10. Hsu LKG (1982) Is there a body image disturbance in anorexia nervosa? J Nerv Ment Dis 157: 305–307
11. Koehler K, Saß H (1984) Diagnostisches und statistisches Manual psychischer Störungen. Beltz, Weinheim
12. Lacey JH (1983) The bulimic syndrom at normal body weight: Reflections on pathogenesis and clinical features. Int J Eating Dis 2: 59–66
13. Lowenkopf EL (1982) Anorexia nervosa: Some noslogical considerations. Compr Psychiatry 23: 230–240
14. Meermann R, Fichter MF (1982) Störungen des Körperschemas (Body image) bei Pubertätsmagersucht. Psychother Med Psychol 32: 162–169
15. Meyer A-E (1970) Klassifikationen von Neurotisch-Kranken (Taxonomien) und von Neurose-Symptomen (Nosolgien). In: Kielholz KP, Meyer JE, Müller M, Strömgren E (Hrsg) Klinische Psychiatrie. Springer, Berlin Heidelberg New York (Psychiatrie der Gegenwart, Bd 2/1, S 663–685)
16. Meyer A-E, Holtzapfel B, von Deffner G, Klick M, Engel K (im Druck a) Amenorrhea and predictors for remenorrhea in anorexia nervosa: A psychoendocrinological study in inpatients. Psychother Psychosom
17. Meyer A-E, Holtzapfel B, von Deffner G, Klick M, Engel K (im Druck b) Psychoendocrinology of remenorrhea in the late outcome of anorexia nervosa. Psychother Psychosom
18. Nylander I (1971) The feeling of being fat and dieting in a school population. Acta Sociomed Scand 1: 17–26
19. Russell G (1979) Bulimia nervosa: An ominous variant of anorexia nervosa. Psychol Med 9: 429–448
20. Sours JA (1973) Physical, mental and therapeutic aspects of anorexia nervosa. Int J Child Psychother 2: 419–439
21. Touyz SW, Beumont PJV, Collins JK, McCabe M, Jupp J (1984) Body shape perception and its disturbance in anorexia nervosa. Br J Psychiatry 144: 167–171

Therapieverlauf bei einer Patientin mit Anorexia nervosa

E. Diebel und R. Rüger

Vorbemerkungen

Trotz vielfältiger Erfahrungen mit dem Krankheitsbild der Anorexia nervosa ist bisher „noch nicht genügend geklärt, welche Form der psychotherapeutischen Behandlung für einzelne Patienten optimal ist und welche Modifikationen der Psychotherapie ... erforderlich sind" (Köhle u. Simons 1986, S. 632). Sicherlich sind für diese Situation mehrere Gründe verantwortlich. Einmal müssen wir von sehr unterschiedlichen Spontanverläufen bei der Anorexia nervosa ausgehen (Cremerius 1978; Köhle u. Simons 1986; Studt 1977). Das erschwert die Verallgemeinerung von an Einzelfällen als sinnvoll ermittelten Behandlungsmaßnahmen. Zum anderen gibt es beträchtliche Unterschiede im Schweregrad der Erkrankung, insbesondere korrespondiert die Schwere der körperlichen Erkrankung nicht ohne weiteres mit dem Schweregrad der psychischen Beeinträchtigung (Thomä 1965). Demzufolge scheint eine nach einem einheitlichen Schema ablaufende Behandlung der Anorexie nicht sinnvoll zu sein (Fleck et al. 1965; Tolstrop 1965).

Was die Behandlungsmöglichkeiten betrifft, haben wir im Unterschied zu anderen psychosomatischen Erkrankungen mit vitaler Gefährdung (z. B. Asthma bronchiale, Colitis ulcerosa u. a.) eine zusätzliche Schwierigkeit in Rechnung zu stellen: Patienten mit einer Anorexia nervosa fühlen sich in der Regel nicht krank und zeigen einen bewußten Widerstand gegen notwendige körperliche Behandlungsmaßnahmen. Bekanntlich führt das den behandelnden Arzt zwangsläufig zu einem Dilemma, da der Patient eine doppelte und widersprüchliche Botschaft erteilt: Rette mich! Tust Du das aber, dann ist das gegen meinen Willen und Du vergewaltigst mich!

Dieses Dilemma wird von allen, die an der Behandlung von Anorexiepatienten beteiligt sind, ständig gespürt. Dabei steht ganz außer Zweifel, daß bei einer vitalen Gefährdung mit drohender Stoffwechselentgleisung eine Auffütterung – auch gegebenenfalls gegen den Willen des Patienten – notwendig ist. Im Hinblick auf mittelfristige Behandlungsmaßnahmen bleibt aber zu berücksichtigen, daß bei der Anorexie die Eßstörungen ja nur ein Symptom einer schweren psychischen Erkrankung) sind, ohne deren Behandlung eine langfristig stabile Besserung oft nicht erreicht werden kann. Diese Auffassung wird inzwischen auch von verhaltenstherapeutisch orientierten Autoren insofern geteilt, als sie als Erfolgskriterium der Behandlung inzwischen auch neben Eßverhalten und Gewichtsentwicklung Verhaltensänderungen im psychosozialen Bereich berücksichtigen (Fichter 1985).

Trotz dieser Entwicklung scheinen sich bei mittelfristigen Behandlungskonzepten immer noch 2 Auffassungen gegenüber zu stehen: Nach der einen durchbricht die Auffütterung einen Circulus vitiosus und läßt über den engeren Bereich des Essens hinaus weitere Verhaltensänderungen zu. Nach anderen Erfahrungen wird die Auffütterung als starke Bedrohung der Autonomie erlebt und hat, sofern dies nicht psychotherapeutisch verarbeitet werden kann, ein erneutes Fasten zur Folge (Selvini-Palazzoli 1982). Wahrscheinlich liegen beiden Auffassungen Erfahrungen an unterschiedlichen Patientenpopulationen zugrunde. Bei den psychisch leichter gestörten Patienten ist nach Thomä (1972) eine Sondenernährung durchaus geeignet, im oben genannten Sinn einen Circulus vitiosus zu durchbrechen, was allerdings bei Patienten mit schwereren psychischen Störungen keinen dauerhaften Erfolg bringen soll.

Da bei vielen anorektischen Patienten zumindest zeitweilig eine stationäre Behandlung notwendig ist, sind die meisten (publizierten) Behandlungsprogramme bei der Anorexia nervosa in stationären Einrichtungen entwickelt worden. Das läßt die Aufmerksamkeit für die Möglichkeit einer überwiegend ambulanten Behandlung dieser Patienten – gegebenenfalls unter Einschluß einiger kürzerer stationärer Aufenthalte – zurücktreten.

Beobachtungen und Mitteilungen aus solchen ambulanten Behandlungen haben aber eine wichtige Funktion: Sie berücksichtigen die Tatsache, daß ein großer Teil der Patienten ambulant behandelt wird und zumindest die überwiegende Zeit der ja oft langjährigen Behandlungen im ambulanten Setting erfolgt. Erkenntnisse aus einem in der Regel deutlich längeren Behandlungsablauf stehen zur Verfügung und lassen gegebenenfalls neue Überlegungen und Hypothesen im Hinblick auf die Dynamik des Krankheitsbildes und auf eine zweckmäßige Behandlungskonzeption zu. Die nun folgende Kasuistik ist in diesem Sinne zu verstehen.

Kasuistik

Wir wollen zunächst die Patientin mit ihrem Krankheitsbild schildern, dann Auszüge aus ihrer Anamnese und unsere psychodynamischen Hypothesen dazu darstellen. Bei der Erörterung des Therapieverlaufs legen wir besonderen Wert auf einen einzigen Aspekt, nämlich dem Umgang mit dem Essen, obwohl wir die Therapie als eine analytisch orientierte Einzeltherapie verstehen. Zunächst bestand durchaus die Vorstellung, Probleme der Gewichtskontrolle und Fragen der Ernährung an den mitbehandelnden Internisten völlig delegieren zu können, in der Erwartung, der anorektischen Symptomatik werde durch die psychotherapeutische Behandlung mit der Zeit der Boden entzogen. Das therapeutische Vorgehen hat sich aber größtenteils intuitiv-experimentell durch die Behandlung selbst entwickelt, und wir wollen in diesem Bericht einige psychoanalytische Reflektionen dazu zur Diskussion stellen.

Erstkontakt

Frau A. war zu Beginn der ambulanten Behandlung vor 2½ Jahren knapp 23 Jahre alt. Sie kam in unsere Poliklinik nach einer 9monatigen stationären Psychotherapie in einer entfernten Klinik mit analytischer Einzel- und Gruppenbehandlung. Dort war sie mit einigen Einsichten in ihre Psychogenese und einer leichten Gewichtsanhebung auf 44,9 kg bei 1,70 m Körpergröße entlassen worden. Während dieses vorangegangenen Aufenthalts wurde sie zweimal wegen Gewichtsverlusts in ein Allgemeinkrankenhaus verlegt. Später in der Behandlung erzählt sie dann der Therapeutin (E. D.), sie habe dort unter Androhung der Sonde in wenigen Tagen mit Normalkost rasch zugenommen und sich innerlich geschworen, sobald sie frei sei, wieder alles abzunehmen. Anders als viele andere Magersüchtige hat diese Patientin ihre jetzige Therapeutin glaubwürdig nie versucht, zu belügen, nie erbrochen und nie Laxanzienabusus betrieben. (Die wohl auch deswegen immer im Bereich der Norm liegenden Blutwerte erlaubten sowohl medizinisch als auch psychotherapeutisch einen größeren Spielraum, als ihn Patientinnen mit vergleichbarem Gewicht vielleicht bieten.)

Im Erstgespräch wirkt Frau A. depressiv-resigniert, müde, apathisch, intellektuell allerdings sehr differenziert. Sie wisse nicht, ob sie eine Therapie wolle, aber sie verliere wieder an Gewicht und fühle sich dadurch vor Gott schuldig, weil sie so mit ihrem Leben umginge. Dann erwähnt sie spontan den Suizid ihrer Mutter vor 3 Jahren nach deren ersten Psychiatrieaufenthalt, als der Mutter von der behandelnden Psychiaterin erneut eine Einweisung nahegelegt wurde.

Die Beziehung zur Mutter schildert Frau A.: „Die wollte nie Gutes für mich. Heute geht es mir nur gut, wenn es mir schlecht geht. Ich glaube, ich habe meine Mutter immer gehaßt, ich hatte als Kind schon die Vorstellung, sie zu beißen, ich wollte in sie rein, sie von innen auffressen. Sie steckt noch in mir drin, ich weiß nicht, wer ich bin."

Solche und ähnliche Äußerungen der Patientin lassen an psychosenahes Erleben denken, obwohl sie nie psychotisch war. In einigen krisenhaften Stunden wurde aber deutlich, daß sie solche Gedanken nicht metaphorisch meint, sondern von der Konkretheit dieser Phantasien gequält ist; andererseits schämt sie sich offensichtlich dafür - ein Anzeichen, daß sie eine gewisse Distanz noch besitzt.

Ein weiteres fiel bei unserem Erstkontakt noch auf: Wenn sich Ansätze von Hoffnung für ihre Entwicklung zeigten, die von der Therapeutin bereitwillig aufgegriffen wurden, brach ihr seelisches Gleichgewicht zusammen; sie weinte und tauchte in totale Resignation ein. Es wurde dadurch deutlich, daß mit starken negativen therapeutischen Reaktionen - wie z. B. Abbruchstendenzen und suizidalen Krisen - zu rechnen sein würde, was auch wirklich zu einem Hauptproblem der Behandlung wurde.

Es gelang, sie zu einer internistischen Untersuchung und zu weiteren Gesprächen zu bewegen. In diesem Falle konnten wir auf eine gute Zusammenarbeit mit einem niedergelassenen Internisten zurückgreifen, der in Krisensituationen rasch und unbürokratisch eine stationäre Aufnahme veranlassen und dort die Behandlung verantwortlich mitgestalten konnte. Nach kurzer Zeit stellte sich heraus, daß Frau A. nur noch 38 kg wog, und nach einigen Wirren war sie zu einer erneuten stationär-internistischen Behandlung bereit, was wohl auch dem von ihr gelassensachlich und nicht drängend erlebten Internisten zu verdanken ist, der auch die stationäre Betreuung übernahm und den sie trotz heftiger späterer Krisen noch heute als Hausarzt aufsucht.

Vorgeschichte

Die nun folgenden Auszüge aus der Lebensgeschichte der Patientin sind z.T. ihrem Bericht entnommen, z.T. aber auch aus der uns zugänglichen Krankengeschichte der toten Mutter rekonstruierbar, die vor ihrem Suizid in der psychiatrischen Klinik behandelt worden war. Diese befindet sich im gleichen Haus wie unsere Poliklinik, in der jetzt Frau A. Patientin wurde.

Frau A. ist das zweite Kind einer chronisch depressiven Mutter und eines alkoholkranken Vaters und wuchs unter einfachen ländlichen Verhältnissen auf. Offensichtlich hatte die Mutter hauptsächlich zu ihr eine sehr intensive und auch sehr pathologische Beziehung. Einziger Lichtblick in einem Leben voller Arbeit und Trostlosigkeit war für die Mutter die Säuglingszeit ihrer Kinder; leer und ausgenutzt hat sich die Mutter gefühlt, als der Mann anfing, sich für die älterwerdenden Kinder zu interessieren und v.a. die Patientin zum Sport mitnahm. Frau A. hat ihre Mutter als ständig vorwurfsvoll in Erinnerung; eine kleine Eigenwilligkeit konnte die Mutter für Tage ins Bett bringen. Sie redete dann kein Wort mit dem Kind. In kritischen Phasen der Therapie, in der jeder gerade mühsam errungene Fortschritt in sich zusammenzubrechen droht, spürt die Patientin sinnlich die Anwesenheit der depressiven Mutter, legt sich selbst ins Bett, riecht den Körper der Mutter und sehnt sich nach einem ruhigen Zustand von körperlicher Symbiose. Zugleich kann sie in der Therapiestunde beschreiben, daß der wirkliche körperliche Kontakt mit der Mutter nie so schön war, weil immer ein Rest von Widerwillen gegen den Körper der Mutter in ihr blieb.

Dem Vater kam in der Versorgung der Kinder eine große Rolle zu: Er kochte gerne, steckte der Patientin Leckeres zu, was sie aber nur annahm, wenn er es ihr, ohne zu fragen, dezent gab. Wahrscheinlich hätte der Vater sie aus dem depressiven Sog der Mutter besser herauslösen können, wäre er körperlich nicht so aufdringlich und selbst bedürftig gewesen. Unter Alkoholeinfluß näherte er sich ihr an, an was sie sich mit Ekel und Mitleid erinnert und wogegen sie sich bis heute noch nicht richtig wehren kann. Diese Beziehung zwischen Vater und Tochter wurde von der Mutter argwöhnisch kommentiert:

„Ihr wäret doch froh, ihr hättet mich unter der Erde."

Als die Patientin - sie war 18 Jahre - erfuhr, daß sich ihre Mutter gerade erhängt hatte, fühlte sie gar nichts. Sie zog die Schürze der Mutter an und setzte die Hausarbeit an der Stelle fort, an der ihre Mutter aufgehört hatte. Aus der Identifikation mit der Mutter gab es jetzt keinen Ausweg mehr. Die Loslösung mit Hilfe des Vaters, so problematisch diese ohnehin war, war jetzt durch eine nie wieder gutzumachende Schuld verbaut. Die Symptomatik begann. Zunächst konnte sie in Anwesenheit des Vaters nichts mehr essen. Sie suchte noch einen Ausweg, indem sie ihre religiöse Orientierung, die von der Familie nie toleriert wurde, verstärkte, und zog aus, um eine Ausbildung als Gemeindeschwester zu beginnen. Dort erwies sie sich als überfordert im Kontakt mit den Gleichaltrigen und hungerte, bis sie mit 42 kg Körpergewicht stationär aufgenommen wurde.

Psychodynamische Überlegungen

In der Psychodynamik dieser Magersüchtigen wollen wir die entwicklungspsychologisch frühe Störung ihrer Identität herausarbeiten. Unser psychodynamisches Verständnis der Anorexie lehnt sich an Konzepte wie dem von Mara Selvini-Palazzoli (1982) und Hilde Bruch (1973) an. Zum besseren Verständnis solcher Entwicklungsstörungen und auch als Hilfe bei der Bestimmung der therapeutischen Interventionen eignet sich u. E. das Entwicklungsmodell von Margret Mahler (1979) und Mahler et al. (1982).

Die Patientin konnte sich aus einer parasitären Form der Symbiose mit ihrer schwer kranken Mutter nicht umfassend lösen; kleine Autonomieversuche beantwortete die Mutter im wahrsten Sinne des Wortes mit gekränktem Rückzug. Frau A. muß gespürt haben, daß sie mit ihren Wünschen nach einem eigenen Leben das seelische Gleichgewicht der Mutter gefährdete, eine Phantasie, die durch den Selbstmord der Mutter einen erschreckenden Wahrheitsgehalt für sie bekam. Sie hat wahrscheinlich ihren Wunsch nach Selbständigkeit und Erwachsenwerden schuldhaft mit dem Selbstmord der Mutter verknüpft. Die Patientin mit ihrer guten Beobachtungsgabe für Kinder schildert einmal in einer späteren Therapiestunde:

„Wenn ein Kind laufen lernt, dreht es sich um; wenn die Mutter hinterher schaut, kann es weitergehen. Schaut niemand, geht die Kraft verloren. Bei mir hat nie jemand geschaut."

Einige Entwicklungsschritte, v. a. im intellektuellen Bereich, hat die Patientin allerdings machen können, nur geschah dies zumindest ohne die anteilnehmende Begleitung durch die Mutter. Diese Verselbständigung ist daher mit Gefühlen von Einsamkeit und Verlassenheit gekoppelt und muß sorgsam vor der Mißgunst und dem Neid anderer versteckt werden. Nun ist die in Pubertät und Adoleszenz anstehende Autonomieentwicklung ein Schritt, der auf diesem Entwicklungshintergrund ohnehin kaum möglich wird. Erschwerend kommt hinzu, daß der Tod eines nahestehenden Menschen, wie hier der Mutter, innerpsychisch alles andere als eine Entlastung darstellt. Ganz im Gegenteil verstärkt der Verlust die Identifikation mit gerade diesem Menschen. Die innere Mutter unserer Patientin begann nun, jeden Schritt zu überwachen und konnte noch perfekter für Angst- und Schuldgefühle sorgen, wollte Frau A. ihr Leben in die Hand nehmen.

Selvini-Palazzoli hat beschrieben, welche Lösung Anorektikerinnen finden: Sie identifizieren ihren Körper und das Essen mit den bösen Aspekten des mütterlichen Objekts, mit dem sie verschmolzen sind. Indem sie den Körper auf ein Minimum schrumpfen lassen, haben sie diese negativen Selbst- und Objektrepräsentanzen unter Kontrolle. Frau A. formuliert das z. B. so: „Wenn ich etwas Festes esse, dann ist es, als habe ich den anderen in mir; ich fühle mich voll, ekelig, bin nichts wert, der andere ist auch nichts wert." Sie wird dann aggressiver, erlebt andere Menschen als aufdringlich, alle wollen ständig etwas von ihr. Hungert sie, genießt sie zumindest in ihrer geistigen Existenz eine gewisse Freiheit, ist stolz und hat ein Gefühl vom Wert ihrer Eigenart. Da diese Seite aber so klein ist, geht sie – so könnte man es sich vereinfacht vorstellen – bei den ersten Gramm, die das Schlechte zunimmt, unter.

Behandlung

Die Behandlung wurde von der Erstautorin (E. D.) immer ambulant durchgeführt und auch dann nicht unterbrochen, wenn die Patientin stationär-internistisch aufgenommen werden mußte. In dieser Zeit fanden die Therapiesitzungen in der internistischen Klinik statt, bis der Patientin das Verlassen der Klinik für einige Stunden erlaubt wurde. Im Gegensatz zu den meisten Anorexiebehandlungen mußte diese Patientin bei der stationären Aufnahme weder den niedergelassenen Internisten noch die Psychotherapeutin wechseln. Um die Behandlungsausschnitte so authentisch wie möglich zu gestalten und die Entstehung der technischen Vorgehensweise nachvollziehbar zu machen, haben wir uns zu einer direkten Darstellung anhand der Therapieaufzeichnungen entschlossen.

Nachdem ich mich als Therapeutin zu Beginn der Behandlung um eine gute Beziehung bemüht hatte, indem ich z. B. die Patientin regelmäßig im Krankenhaus besuchte, konzentrierte ich mich auf die Förderung kleinster Formen von Selbstgefühl bei Frau A. Nach dem Essen erkundigte ich mich nur selten und beiläufig. Ich achtete allerdings darauf, daß sie nach der internistisch-stationären Behandlung regelmäßig den Internisten aufsuchte. Der Krankenhausaufenthalt hatte diesmal recht lange gedauert, da man dort das Essen nicht forciert hatte.

Ich versuchte, mir innerlich klarzumachen, daß ich ein Minimalgewicht, mit dem Frau A. leben konnte, für lange Zeit erst einmal akzeptieren sollte. Wie extrem schwer dies bei ihr ist, hatte ich vorher nicht für möglich gehalten. Oft ertappte ich mich, wie die Hexe in Hänsel und Gretel, beim Händedruck abschätzen zu wollen, ob sie nicht vielleicht doch schon ein bißchen mehr wiege, oder sie verstohlen zu mustern. Insofern hat die Patientin nicht ganz unrecht, wenn sie mir später immer wieder vorwirft, auch ich wolle sie kontrollieren und normal machen. Ich habe nicht zuletzt deswegen im Essen ihr Freiheit gelassen, weil ich sah, in welche Krisen sie geriet, wenn sie versuchte, mehr als gewohnt zu essen. Den Wunsch dazu hatte sie immerhin nach einigen Monaten entwickelt. Sie geriet dann mehrmals in Zustände von Leere- und Entfremdungsgefühlen, schlug mit dem Kopf gegen die Wand und hielt es mit sich und anderen nicht mehr aus. Manchmal wurde die Sehnsucht nach der Mutter unerträglich und wirkte auf mich bedrohlich. In solchen Zeiten sprach sie wie selbstverständlich im Präsens von der Mutter, als sei sie sich ihres Todes gerade nicht bewußt.

Ich konzentrierte mich im ersten Jahr der Behandlung darauf, mit ihr immer wieder nach irgendwelchen Kleinigkeiten zu suchen, die ihr ein minimales Selbstgefühl gaben, selbst wenn wir uns eine Stunde darüber unterhielten, welche Farbe sie nun wirklich mochte oder welche Melodie ihr das meiste Wohlbefinden verschaffte. Frau A. nahm davon zwar nicht zu, entwickelte aber im Laufe der Zeit einige kreative Fähigkeiten. Wenn sie sich ganz bei sich selbst fühlt, z. B. wenn sie mit Ton arbeitet oder Wolle färbt, kann sie manchmal nebenbei etwas essen, ohne daß ihre Stimmung wie sonst umkippt.

Zu einer erneuten Gewichtskrise kam es, als ihr immer klarer wurde, daß sie den Beruf als Erzieherin aufgeben wollte, obwohl die Eltern der Kinder und ihr Vater alles taten, sie davon zurückzuhalten. Sie konnte sich damals nicht anders aus ihrer Arbeitsstelle heraus zurückziehen, als durch einen erneuten Klinikaufenthalt. In dieser Zeit machte ich eine sehr simple Entdeckung:

In einer Stunde, Frau A's Gewicht näherte sich zielstrebig dem kritischen Wert von 38 kg, sagte ich erstmals:

„Ich finde, Sie sollten heute noch etwas essen, was meinen Sie, könnten Sie zu sich nehmen?"

Weinerlich antwortete sie prompt:

„Ich würde gerne eine Buttermilch trinken."

Ich war verblüfft, wie einfach das war und sagte bestimmt:

„Dann kaufen sie sich jetzt gleich eine Buttermilch und trinken sie."

Sie schaute mich erstaunt an:

„Ja, aber das ist doch Magersüchtigenessen."

Ich erfuhr, daß sie in der vorangegangenen stationären Psychotherapie angehalten worden war, normal zu essen. Sonderwünsche nach Magermilch, rohem Gemüse u.ä. wurden als typisch magersüchtig disqualifiziert. Sie war immer davon ausgegangen, daß auch ich unter einem Fortschritt in punkto Essen „Schweinebraten mit Kartoffeln" verstand und sie mir mit ihren absonderlichen Diätwünschen gar nicht erst kommen müßte. Es dauerte Stunden, bis sie mir glaubte, daß mir im Grunde alles recht war, was sie aß, sofern es einigermaßen ausreichenden Nährwert besaß. Ich schlug ihr vor, all jene Lebensmittel zusammenzustellen, die für sie akzeptabel waren. Um dem Ganzen mit Nachdruck meinen Segen aufzudrücken, ließ ich mir von ihr alles diktieren. Aus ihren Kalorienschätzungen stellten wir Menüpläne zusammen. Diese Zettel trug sie nun wochenlang bei sich. Während des Klinikaufenthalts bestand sie auf ihren Nahrungsmitteln, was ihr prinzipiell zugestanden worden war. Ich konnte nun aus der Ferne beobachten, welch heftige Reaktionen diese Form der Selbstbehauptung bei den Ärzten, Pflege- und Küchenpersonal hervorrief. In den Magerquark wurde auf ärztliche Anordnung Sahne gerührt, auf ihrem Tablett war immer wieder Sahne- statt Magerjoghurt. Die Stationsärztin blieb bei ihr im Zimmer, bis sie das normale Mittagessen aufgegessen hatte. Fast täglich rief sie mich schluchzend an, man habe ihr wieder nicht ihre Sachen gegeben, bat mich aber, nie zu intervenieren, sondern focht den Kampf bis zu ihrer Entlassung allein durch. Am Telefon meldete sie sich jetzt erstmals nicht mehr mit ihrem Vornamen, sondern mit „Frau A.".

Ich versprach ihr nach ihrer Entlassung für ihre Menüzusammenstellung Unterstützung durch eine Diätassistentin, von der ich wußte, daß sie diese Eigenarten tolerieren würde und sich nur als Beraterin verstand. Zunächst ging Frau A. begeistert hin. Dann - man hätte es antizipieren können - wurde diese Diätassistentin das Opfer des Protestes und des Autonomiekampfes. Zum Glück und wohl nicht zufällig hatte Frau A. zu diesem Zeitpunkt ein akzeptables Minimalprogramm täglicher Speisen entwickelt. Auch in psychischen Krisen tastete sie diesen Grundstock ihrer Ernährung nicht mehr an. Als sie allerdings ihr Höchstgewicht seit Jahren - fast 46 kg - erreicht hatte, erschrak sie und begann zu joggen. Trotzig-aufsässig sagte sie zu mir, als hätte gerade wieder eine innere Stimme das Hungern gefordert:

„Meine Sachen esse ich weiter, das sehe ich gar nicht ein, daß ich auf die verzichten soll!"

Frau A. experimentiert mit ihren Lebensmitteln. Sie backt Pizza mit Grünkohl und Spiegeleiern als Belag. Die Spiegeleier schauen wie Augen - freundlich. Den

Belag kann sie essen. Sie ist sogar ziemlich robust, wenn ihr ihr Essen mal nicht bekommt. Einen Brechdurchfall nach dem Genuß einer knusprigen Gänsehaut, wo sie doch ansonsten Fett und Fleisch meidet, nimmt sie gelassen hin.

Schlußbemerkungen

Nun endet dieser Ausschnitt aus einer Behandlung leider nicht mit einer spektakulären Heilung. Immerhin sackt das Gewicht dieser Patientin seit 1½ Jahren nicht mehr bedrohlich ab. Die Therapie ist aber in vielfältiger anderer Weise noch sehr schwierig, was sich im Grunde bei der geschilderten Psychodynamik fast von selbst versteht.

Wir meinen aber, daß es in einem ganz elementaren Bereich zu einer günstigen Veränderung gekommen ist: Zwar nimmt Frau A. Lebensmittel immer noch auf archaische Weise, fast als etwas Belebtes, wahr. Während sie aber früher Essen als etwas Böses, Giftiges, sich ihrer Bemächtigendes betrachtet, wie einen Feind, der in sie eindringt, baut sie sich nun nach und nach gute, freundlich gesonnene Speisen auf, die ihr etwas mehr Kraft und Konzentration verleihen. Sie erlebt hierdurch Hilfe und Stärkung, für ihre neue Ausbildung als Floristin zu lernen. Sie bemüht sich, ihr Repertoire an Nahrungsmitteln zu erweitern.

Wir wollen versuchen, die psychotherapeutische Interaktion und den Entwicklungsprozeß der Patientin theoretisch zu fassen.

Durch das therapeutische Vorgehen, das die Eigenarten der Nahrungsgestaltung von Frau A. unterstützte, wurde die Introjektion des Guten gefördert. Von der Patientin wurde nicht erwartet, daß sie Nahrungsmittel in sich aufnimmt, gegen die sie sich sträubt. Dies hätte sie als eine – man könnte sagen – Intropression des Bösen erlebt, und wahrscheinlich hätte sie sich dieses Aufgezwungenen wie bei vorangegangenen Behandlungen später wieder entledigt. Therapeutisch wurde also die Spaltung in Gut und Böse sogar noch gestützt und so lange aufrechterhalten, bis es Frau A. gelingt, ihre Ich-Grenzen als verläßlich zu betrachten. Dann wird es ihr – so ist die Vorstellung der Behandlerin – möglich werden, innerlich zu erleben: „Ich kann entscheiden, was in mich eindringt." Wenn sie sich eines Tages auf diese Fähigkeit verlassen kann, wird sie auf die pathologische Kontrolle durch das Hungern verzichten könne.

Wir wollen sogar die Vermutung äußern, daß bei Patientinnen mit einer so grundlegenden Störung im Aufbau des Selbst, d. h. mit so fragilen Selbstrepräsentanzen und unsicheren Ich-Grenzen, durch eine wie auch immer von außen forcierte Nahrungsaufnahme über die vitale Bedrohung hinaus der letzte Rest von Selbstgefühl bedroht worden wäre. In einer weiterführenden Psychotherapie wäre man dann aber u. U. machtlos, v. a. in der Herstellung eines therapeutischen Arbeitsbündnisses. Man hätte dann für das erhoffte Normalgewicht einen hohen Preis bezahlt: die Verfestigung der anorektischen Identitätsstörung.

Literatur

1. Bruch H (1973) Eating disorders. Obesity, anorexia nervosa and the person within. Basic Books, New York
2. Cremerius J (1978) Prognose der Anorexia nervosa. Z Psychosom Med 24: 56–69
3. Fichter MM (1985) Magersucht und Bulimia. Springer, Berlin Heidelberg New York Tokyo
4. Fleck L, Lange J, Thomä H (1965) Verschiedene Typen von Anorexia nervosa und ihre psychoanalytische Behandlung. In: Meyer JE, Feldmann H (Hrsg) Anorexia nervosa. Thieme, Stuttgart, S 87–95
5. Köhle K, Simons C (1986) Anorexia nervosa. In: Uexküll J von (Hrsg) Psychosomatische Medizin. Urban & Schwarzenberg, München Wien Baltimore, S 600–640
6. Mahler MS (1979) Symbiose und Individuation. Klett-Kotta, Stuttgart
7. Mahler MS, Pein F, Bergman H (1982) Die psychische Geburt des Menschen. Fischer, Frankfurt am Main
8. Selvini-Palazzoli M (1965) Interpretation of mental anorexia. In: Meyer JE, Feldmann H (Hrsg) Anorexia nervosa. Thieme, Stuttgart, S 96–103
9. Selvini-Palazzoli M (1982) Magersucht. Klett-Kotta, Stuttgart
10. Studt HH (1977) Die Pubertätsmagersucht. Dtsch Krankenpflegezeitschrift 10: 526–534
11. Thomä H (1965) Diskussionsbemerkung auf dem Symposium „Anorexia nervosa" 24./25.04.65 in Göttingen. In: Meyer JE, Feldmann H (Hrsg) Anorexia nervosa. Thieme, Stuttgart, S 68
12. Tolstrup K (1965) Diskussionsbemerkung auf dem Symposium „Anorexia nervosa" 24./25.04.65 in Göttingen. In: Meyer JE, Feldmann H (Hrsg) Anorexia nervosa. Thieme, Stuttgart, S 69–70

Teil III. Gicht

Biochemische Individualität und Gicht

N. Zöllner

Im Jahre 1902 veröffentlichte Archibald Garrod im *Lancet* eine Arbeit: „The incidence of alcaptonuria: a study in chemical individuality". Er faßt in dieser Arbeit die Literatur über die Alkaptonurie zusammen, ergänzt sie durch einige eigene Fälle, vor allem aber denkt er über die Krankheit gründlicher nach als seine Vorgänger. Die Genetik der Krankheit hat es ihm angetan. Er hat bereits das im gleichen Jahr erschienene Buch von Bateson *Mendel's principles of heredity* studiert. Er weist darauf hin, daß man einen Albino nicht übersehen kann, daß die Verfärbung der Wäsche bei der Alkaptonurie offensichtlich ist und daß Patienten mit der Zystinurie wegen ihrer Steinprobleme früher oder später zur Beobachtung kommen. Er fragt sich, ob es chemische Anomalien gibt, die nicht offensichtlich sind und nur unter bestimmten Bedingungen manifest werden, ggf. überhaupt nur bei chemischer Analyse. Er fragt sich weiterhin, ob neben dem absoluten Unterschied zwischen Menschen, bei denen ein Stoffwechselweg genutzt wird bzw. nicht vorhanden ist, es nicht auch graduelle Unterschiede gibt, welche nur bei sorgfältiger chemischer Untersuchung entdeckt werden können. Er kommt zu der Schlußfolgerung, daß chemische Prozesse bei den Einzelwesen einer Art graduell verschieden verlaufen können. 1903 schreibt er „über chemische Individualität und chemische Mißbildungen" in Pflügers Archiv.

Erst 1908 folgen die „Croonian lectures on inborn errors of metabolism", in denen Garrod seine Überlegungen über die Erblichkeit von Stoffwechselstörungen zusammenfaßt. Nach diesen wegweisenden Vorträgen gerieten seine früheren Feststellungen zur biochemischen Individualität in Vergessenheit.

Ich weiß nicht, wie oft nach Garrod der Begriff der biochemischen Individualität von klinischen und biochemischen Autoren wieder aufgegriffen worden ist. In Unkenntnis der frühen Arbeiten von Garrod habe ich einen ähnlichen Begriff zwischen 1950 und 1960 definiert, gleichzeitig hat ein amerikanischer Biochemiker, Roger Williams, ein Buch mit dem Titel *Biochemical individuality* publiziert; auch er geht nicht auf Garrods frühere Arbeiten ein. Biochemiker, Genetiker und Kliniker haben sich wenig um den Begriff gekümmert, verständlicherweise, weil sich wenig experimentelle Ansatzpunkte daraus ergeben haben. Dennoch haben sie laufend Material geliefert, so daß, wer Lust hat, heute ein Buch über die genetischen, molekularbiologischen und biochemischen Grundlagen der Individualität zusammenstellen könnte, das mehrere hundert Seiten umfassen dürfte.

Das Wesen der Enzymdefekte, die den klassischen „inborn errors" zugrunde liegen, nochmal zu erläutern, erübrigt sich hier. Nicht unerwähnt dürfen dagegen pharmakokinetisch bedingte Abweichungen vom normalen Arzneimittelstoffwechsel bleiben. Ein gängiges Lehrbuch der Pharmakologie erwähnt in seiner Ausgabe von 1983 bereits 15 Substanzgruppen, deren Abbau mit einer Häufigkeit von 1:1 bis 1:10000 durch einen genetisch bedingten Stoffwechseldefekt beeinträchtigt ist. Das klassische Beispiel der verlängerten Apnoe nach Suxamethonium, die auf einer verminderten Aktivität der Cholinesterase beruht, ist längst nicht mehr das wichtigste. Mittel, die zum Alltag des rezeptierenden Arztes gehören (wie die β-Rezeptorenblocker) spielen eine viel bedeutendere Rolle. Die Notwendigkeit individueller Dosierung erhält im Lichte dieser Feststellungen eine keineswegs überraschende Aufklärung.

Bei der familiären Hypercholesterinämie, einer der wichtigsten Modellkrankheiten, erfolgt die Regulierung der zellulären Cholesterinsynthese auch mit Hilfe spezifischer Rezeptoren für LDL an den Oberflächen vieler Zellen. Brown u. Goldstein haben nach ihren ersten Arbeiten rasch erkannt, daß auch hier kein „entweder – oder" besteht, sondern daß es neben den normalen Zellen des Gesunden und Zellen ohne Rezeptoren bei Patienten auch Zellen mit defekten Rezeptoren gibt. Erwartungsgemäß hat man auch Patienten gefunden, deren Zellen 2 verschiedene defekte Rezeptoren tragen, und neuerdings scheint aus den Arbeiten von Thomas Südhof im Laboratorium von Goldstein hervorzugehen, wo die Defekte auf dem 45 Kilobasen langen Gen mit 18 Exons liegen. Es ist also heute durchaus verständlich und anschaulich geworden, warum gleichartige Stoffwechseldefekte individuell verschiedene Ausprägung zeigen können; dies ist ein besonders schönes Beispiel für die Tragfähigkeit der Konzepte Garrods.

Ein weiteres, nicht so bedeutendes aber für Ernährungsphysiologie und Diättherapie wichtiges Beispiel für individuelle Unterschiede im Stoffwechsel haben unsere eigenen Arbeiten über die Harnsäurebildung aus endogenen Vorläufern und aus exogenen Purinen ergeben. Während exogene Purine von allen stoffwechselgesunden, mit semisynthetischen Formeldiäten untersuchten Personen in quantitativ gleicher Weise umgesetzt wurden, ergaben sich bei purinfreier Diät, unter der man die endogene Purinsynthese messen kann, erhebliche interindividuelle, aber reproduzierbare Unterschiede. Auch bei nahezu allen Patienten mit Gicht liegt die endogene Synthese im Bereich der Synthese bei Nichtgichtkranken, dagegen ist die Fähigkeit, Harnsäure renal auszuscheiden, eingeschränkt.

Wie die Beispiele aus der Pharmakokinetik gezeigt haben, finden wir, so oft wir suchen, individuelle und dennoch erbliche Unterschiede im Stoffwechsel; auf die erworbenen Unterschiede möchte ich nicht eingehen. Die Feststellung, daß bislang etwa 1000 eindeutige Abweichungen vom „Normalen" bekannt sind, ist gewiß keine Übertreibung. Bereits hieraus läßt sich eine große Vielfalt an biochemischer Individualität abschätzen, selbst wenn man berücksichtigt, daß einige der Anomalien, auf die ich hingewiesen habe, selten sind. Noch größer erscheint die Vielfalt, wenn man bedenkt, daß auch das Vorkommen partieller Defekte heute als bewiesen angesehen werden muß.

Damit nicht genug. Durch das gleichzeitige Vorkommen zweier Anomalien kann eine weitere neue Individualität entstehen, eine Individualität, die sich aus der gegenseitigen Potenzierung der zugrundeliegenden Defekte ergibt.

Bei Untersuchungen über die Gicht fiel auf, daß in einigen Familien mit hämolytischen Anämien – und zwar sowohl mit der Thalassämie als auch mit der hereditären Sphärozytose – gehäuft Gichtanfälle auftraten, sogar bei Frauen vor der Menopause, während die Gicht sonst nicht zu den Komplikationen dieser Anämien gehört und außerdem in Familien mit Gicht Frauen vor der Menopause nicht betroffen sind. Die Analyse mehrerer Stammbäume ergab die Herkunft der hämolytischen Anämie einerseits, der Gicht andererseits von verschiedenen Vorfahren, also ein „Ineinandermendeln" zweier mit Hyperurikämie verbundener Krankheiten durch welches ein neues Phänomen, nämlich die Gicht bei der menstruierenden Frau, entstand.

Zuletzt möchte ich, auch im Hinblick auf unser Symposium, auf einige Aspekte der biochemischen Individualität im Zusammenhang mit der Ernährung eingehen.

Bei der bei weitem überwiegenden Mehrheit der Patienten bedarf die Gicht zu ihrer Manifestation besonderer Ernährungsbedingungen. Wir wissen das aus der Erfahrung in 2 Weltkriegen. Der amerikanische Kliniker Snapper hat aufgrund eigener Beobachtungen darauf hingewiesen, daß die Gicht bei Chinesen in New York wesentlich häufiger ist als in China, und Brugsch hat eine analoge Beobachtung an Süditalienern gemacht. Die extreme Beeinflussung der Harnsäurebildung durch die Ernährung haben wir dann in München in jahrelangen Versuchen mit semisynthetischen Formeldiäten endgültig bewiesen. Bedauerlicherweise führt das nicht bei allen Patienten zu den notwendigen diätetischen Konsequenzen; Allopurinol ist eben ebenso wirksam wie die Diät. Aber die Feststellungen dienen dazu, den Einfluß der Individualität im Bereich von Essen und Trinken auf den individuellen Krankheitsverlauf zu umreißen.

Schließen möchte ich mit dem Hinweis auf die Enzymdefekte, die zur Gicht führen. Auch hier gibt es eine große molekularbiologische Vielfalt, z. B. im Bereich der HGPRT.

Zusammenfassung. Viele, genetisch vorgegebene Gründe führen dazu, daß das Krankheitsbild der Gicht, trotz großer Einheitlichkeit in den Grundzügen, individuell verschieden ausgeprägt wird und deshalb individuell verschieden behandelt werden muß.

Literatur

1. Bateson W (1902) Mendel's principles of heredity. Cambridge
2. Garrod AE (1902) The incidence of alkaptonuria: a study in chemical individuality. Lancet II: 1616–1620
3. Garrod AE (1903) Über chemische Individualität und chemische Mißbildungen. Plüg Arch Ges Physiol 97: 410–418
4. Garrod AE (1908) The Croonian lectures on inborn errors of metabolism. Delivered before the Royal college of Physicians of London on June 18th, 23rd, 25th and 30th, 1908. Lancet II: 1–7, 73–79, 142–148, 214–220
5. Williams RJ (1956) Biochemical individuality. University of Texas Press
6. Zöllner N (1960) Moderne Gichtprobleme – Ätiologie, Pathogenese, Klinik. Ergeb Inn Med Kinderheilkd 14 (N.F.): 321–389

Der Gichtpatient im Rahmen psychosomatischer Forschung

R. Klußmann

Die Gicht ist für einen psychosomatischen Forschungsansatz besonders geeignet: Biochemie, die Umwelt mit ihren alimentären Einflüssen, auch die Genetik sind weitgehend geklärt. Die Therapie kann die Krankheit entscheidend beeinflussen (Zöllner 1974, 1987; Zöllner u. Gröbner 1976).

Von einigen wenigen, nicht ins Gewicht fallenden Enzymdefekten abgesehen, ist die Gicht kein organisch-naturwissenschaftliches Problem mehr.

Die offenen Fragen jedoch, so scheint es, sind nur mit Hilfe eines integrativ-anthropologischen Ansatzes - der psychosomatischen Forschung - anzugehen.

Durch die klare organische Definition der Krankheit ist diese Aufgabe besonders reizvoll.

„Der Dicke aber - autsch! mein Bein -
hat wieder heut' das Zipperlein" - beobachtet Wilhelm Busch.

Das Wort „Zipperlein" hat der Gichtkranke selber erfunden. Er nimmt seine Krankheit nicht ernst, bagatellisiert und verballhornisiert seine starken Schmerzen. Er will nicht ausgelacht werden und fürchtet die Herabsetzung. In der Karikatur aber wird er ausgelacht - eine Möglichkeit für das „Volk", sich wenigstens hier über den Reichen, Wohlhabenden, Genießenden erheben zu können.

Das Wort „Gicht" hängt wahrscheinlich mit „gehen", „Gang" - die „Kirch-Gicht", der „Kirch-Gang" - zusammen (Müller-Graupa 1931, Glotta 19: 48-72). Das englische Wort „gout" deutet Lowell (Bragman 1932): „The disease derives its name from the patient's inability to go out." Hippokrates kannte die Nosologie der Gicht sehr gut und nannte sie: „gehunfähiger Fuß."

Die Gicht beruht auf einer Störung des Harnsäurestoffwechsels, die sich in einer Hyperurikämie zeigt. Harnsäure ist ein Purinkörper, der

- endogen bei der Verbrennung der Nukleotide der Kerne körpereigener Zellen und
- exogen bei der Verbrennung von purinreichen Nahrungsmitteln (wie Innereien) entsteht.

Purinkörper sind wesentliche Bestandteile der Desoxyribonukleinsäure, der Ribonukleinsäure und wichtiger Koenzyme (ATP). Eine Schlüsselsubstanz in der Biosynthese u. a. der Purinbasen (Adenin, Guanin, Xanthin) ist das 5-Phosphoribosyl-Pyrophosphat (PRPP). Dieses wird in 5-Phosphoribosyl-1-amin umgewandelt, aus dem die Inosinsäure (das Inosin-5-Monophosphat, IMP), das zentrale Purinnukleotid, entsteht (Abb. 1).

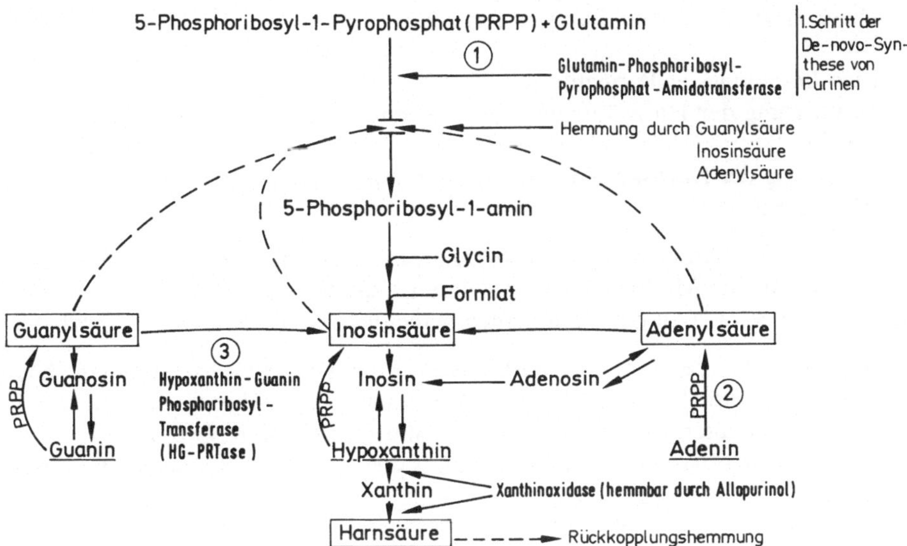

Abb. 1. Steuerung des Purinstoffwechsels beim Menschen

Werden diese vom Körper selbst synthetisierten Purine abgebaut, so entsteht Harnsäure. Diese – endogene – Harnsäurequote beträgt 350 mg/Tag und ist ebenso hoch wie die exogene Harnsäurequote unter physiologischen Verhältnissen. 80% davon werden renal in Form von glomerulärer Filtration, tubulärer Rückresorption und tubulärer Sekretion ausgeschieden, 20% in den Magen Darm Trakt sezerniert (Zöllner 1960, 1974; Zöllner u. Gröbner 1976).

Die Normalwerte im Serum liegen um 6,5 mg%, hängen jedoch vom Alter, vom Geschlecht, von der Rasse und v.a. von der Ernährung mit einer vermehrten Zufuhr von Eiweiß und Purinen ab.

Eine Störung liegt vor bei

1) einer Hemmung der Harnsäuresekretion oder
2) einer vermehrten Zufuhr oder Synthese von Purinen.

Aus einem „forgotten disease" im 2. Weltkrieg wurde Gicht eine der häufigsten Stoffwechselerkrankungen, dem Diabetes fast gleichzusetzen. Nimmt man die Hyperurikämie und die Gicht zusammen, so sind ca. 20-25% der Bevölkerung betroffen.

Genetische Einflüsse gelten als gesichert.

Die akute Gicht ist gekennzeichnet durch:

- die typische Lokalisation (am Großzehengrundgelenk),
- die anfallsartig auftretende Monarthritis,
- die enorme Schmerzhaftigkeit,
- den Zusammenhang mit üppigen Mahlzeiten (15 h später),
- die gute Behandelbarkeit mit Colchizin.

Chronische Gelenkveränderungen, Tophi, und eine interstitielle Nephritis mit Nephrolithiasis und mit einer Hypertonie können die Folge sein.

Diese Komplikationen können vermieden werden durch (Diät; vgl. Zöllner 1976),

– Einschränkung der Purinzufuhr
– Vermehrung der Harnsäureausscheidung mit Hilfe von Urikosurika und durch die
– Hemmung der Harnsäurebildung aus den Purinen mit Hilfe von Xanthinoxidasehemmern.

Viele Patienten halten sich jedoch nicht an die Diät und nehmen nicht oder nur unregelmäßig ihre Medikamente ein. Diese Eindrücke des Klinikers haben wir mit folgenden Ergebnissen der Complianceforschung bestätigen können (Fenzl 1984):

1) Trotz eingehender ärztlicher Beratung in unserer Stoffwechselambulanz beantwortete nur ein Patient die Frage: „Wie behandeln Sie Ihre Gicht?" richtig. Die meisten Patienten sind nicht oder nur schlecht informiert. Dies zeigt die Befragung der Gichtpatienten zum Verständnis der ärztlichen Therapieempfehlung:

Anzahl (n = 59)	„Wie behandeln Sie Ihre Gicht?"
43	Nur medikamentös.
1	Erst diätetisch, dann medikamentös.
13	Erst medikamentös, dann diätetisch;
davon 1	beobachtet sein Gewicht,
2	essen weniger,
7	halten Diät ein (ganz allgemein),
3	geben spezifische Antworten (z. B. weniger Innereien usw.).
2	Gicht neu aufgetreten – bisher keine therapeutischen Empfehlungen des Arztes.

Die Folge davon ist,
2) daß das Eßverhalten weitgehend unverändert bleibt (die Patienten essen nicht mehr, aber anders, d.h. purinreicher als die übrige Bevölkerung) (Laube 1982; Abb. 2),
3) daß das Übergewicht bestehen bleibt
4) daß die Harnsäurewerte sich erst nach etwa 3 (Abb. 3), Jahren stabilisieren (Abb. 4) (sie wurden als Durchschnittswerte von 28 Patienten im zeitlichen

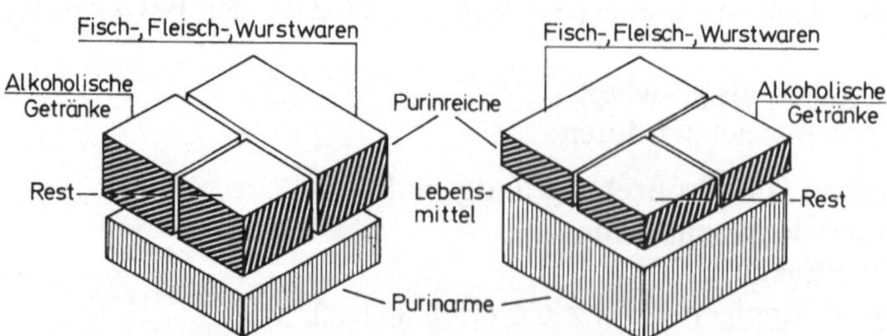

Abb. 2. Semiquantitative Darstellung der Nahrungszufuhr bei Gichtpatienten *(links)* im Vergleich zu Männern der gleichen Altersgruppe *(rechts)* in der Bundesrepublik Deutschland. (Nach Ernährungsbericht 1980, S. 19)

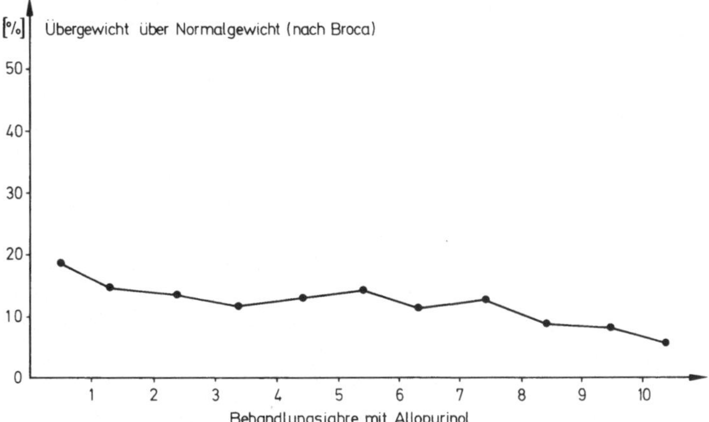

Abb. 3. Gewichtsverhalten bei 28 Gichtpatienten nach Beginn der Allopurinolbehandlung

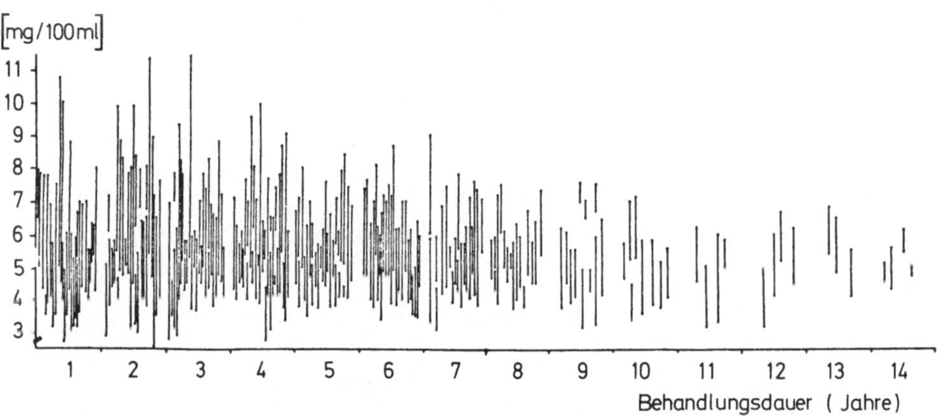

Abb. 4. Jahresmaximal- und -minimalwerte der Harnsäure von 28 Patienten unter der Allopurinoltherapie

Ablauf der Jahre bestimmt; die Spitzen auf dem Bild zeigen die jeweiligen Extremwerte auf).

5) Bei 7 der 28 Patienten lagen 5% der Harnsäurebestimmungen (in einem Zeitraum von 5 Jahren) über dem angenommenen Normwert von 6,6 mg/Tag bei einem Patienten lagen 45% im pathologischen Bereich (Allopurinol (Abb. 5) senkt zuverlässig die Harnsäure).

6) Das spezifische Gewicht des Harns lag bei 3 der 28 Patienten bei etwa 30% der Bestimmungen (über 5 Jahre) über dem angenommenen Durchschnittswert von 1015, bei weiteren 3 Patienten nahezu zu 100% im pathologischen Bereich (es handelt sich um einen gewissen Maßstab für die Trinkmenge der Gichtiker).

7) Die Zahl der Gichtanfälle nahm erst nach etwa 2 Jahren ab (Abb. 6).

Die Compliance ist also schlecht.
Woran liegt das?

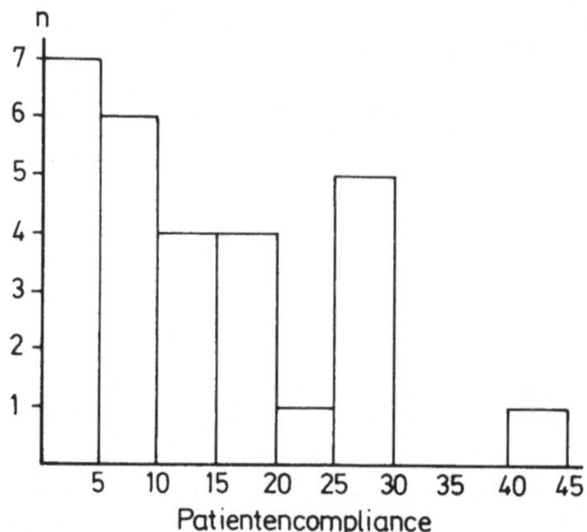

Abb. 5. Häufigkeitsverteilung der Patientencompliance von 28 Patienten.

$$\text{Patientencompliance} = \frac{\text{Anzahl der Harnsäurewerte} > 6{,}6 \text{ mg}/100 \text{ ml}}{\text{Gesamtzahl der Harnsäurebestimmungen pro Patient}} \quad (\text{in } \%)$$

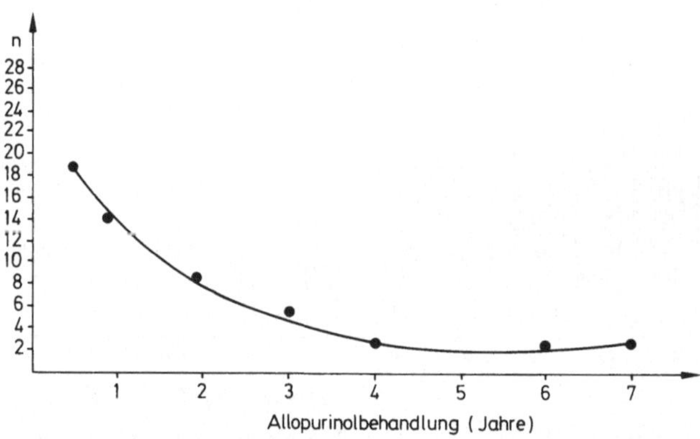

Abb. 6. Abnahme der Anzahl der Patienten mit Gichtanfällen (n = 28) nach Beginn einer Allopurinolbehandlung

Können wir in der Persönlichkeit des Gichtkranken Hinweise für ein – möglicherweise bestehendes – mangelhaftes Grundvertrauen in den zwischenmenschlichen Beziehungen finden?

Eine weitere offene Frage soll damit verknüpft werden: Lassen sich Hinweise und Erklärungen dafür finden, warum sich der erste Gichtanfall zu 80% im Großzehengrundgelenk abspielt und – darüber hinaus – warum es überhaupt zur Manifestation der Gicht kommt?

Der methodische Ansatz zur Klärung dieser Fragen bestand im tiefenpsychologischen Interview. Dabei geht es um die Frage, ob ein verstehbarer Zusammenhang zwischen der symptomauslösenden Konfliktsituation und der äußeren Lebens- und inneren Erlebensgeschichte des Patienten eruierbar ist.

Als Ergänzung und Untermauerung des Erstinterviews wurden der thematische Apperzeptionstest (TAT), die Frage der „life events" nach Holmes u. Rahe, das

Gottschalk-Gleser-Verfahren, der Gießen-Test, die Beschwerdenliste und die Befindlichkeitsskala nach v. Zerssen verwendet.

Die tiefenpsychologische Untersuchung von 59 Gichtpatienten ergab bei ihnen überwiegend ein pathologisch-narzißtisches Persönlichkeitsbild phallisch-narzißtischer, aber auch oral-narzißtischer Prägung. Etwa zwei Drittel von ihnen sind gekennzeichnet durch grandiose Selbstvorstellungen und philobatäre Züge, ein Drittel durch depressiv-masochistisch-oknophile Verhaltensweisen.

Dem Gichtpatienten – dem Grandiosen wie dem Depressiven – gelingt es nicht, objektlibidinöse und narzißtische Bindungen adäquat zu mischen, also die Besetzung der Objekte und die des Selbst in befriedigende Objektbeziehungen einfließen zu lassen.

Sie fallen durch eine starke Selbstbezogenheit im Umgang mit anderen Menschen auf.

Sie haben ein starkes Bedürfnis, von anderen geliebt und bewundert zu werden.

Sie haben häufig eine gewinnende, charmante Art, wirken dabei aber nicht selten kalt, hart. Es sieht so aus, als benutzten sie den anderen zu ihren eigenen Bedürfnissen nach narzißtischer Gratifikation und Sicherheit. Echte Gefühle von Freude und Traurigkeit sind selten zu spüren. Hinter der freundlichen Fassade verbergen sich – für den Interviewer deutlich erlebbar – starke Unsicherheits- und Minderwertigkeitsgefühle.

Die Gichtiker sind stets auf der Suche nach Reichtum, Geltung, Macht, Erfolg. Müssen sie hier eine innere Leere und vielleicht auch Langeweile überspielen?

In der Übertragung wechseln überhöhte Bewunderung mit Zerstörungsimpulsen in Form etwa von schroffer Ablehnung, sich anklammerndem Verhalten mit emotionsloser Nähe. Auch in der Gegenübertragung kommt oft Bewunderung darüber auf, wie die Patienten mit ihren Problemen umgehen und sie bewältigen.

Die Gichtkranken sind oft schwer zu zentrieren. Beim Interviewer können dann aggressive Impulse auftreten. Es scheint aber angebracht, mit diesen vorsichtig umzugehen, weil Kränkbarkeit, Verletzlichkeit und Empfindlichkeit bei Gichtpatienten besonders ausgeprägt zu sein scheinen (Klußmann 1981 a, b, 1983, 1984).

Und nun zu einigen speziellen Ergebnissen der Untersuchung:

Im Gießen-Test (Beckmann u. Richter 1975) unterscheiden sich die untersuchten Gichtpatienten gegenüber der Standardisierungsstichprobe insbesondere hinsichtlich der Einschätzung ihrer sozialen Potenz, aber auch ihrer Durchlässigkeit und ihrer Depressivität. Gegenüber der Kontrollgruppe, die aus ambulanten Patienten der Medizinischen Poliklinik stammte und keine nennenswerten psychosomatischen Beschwerden aufwies, stellen sich die Gichtpatienten in ihrer positiven sozialen Resonanz, in ihrer Durchlässigkeit und in ihrer sozialen Potenz signifikant besser dar.

Im Gegensatz zum Rheumakranken geht der Gichtpatient in auffallend lockerer Weise mit seinen starken Schmerzen um. Die Krankheit bedeutet für ihn in besonderem Maße eine „Kränkung". Sie droht ihn zurückzuhalten in seinem Expansionsbestreben. Denn er ist immer unterwegs, auf Reisen – realiter oder in der Phantasie. Schon in der Kindheit waren die Gichtiker außerordentlich unternehmungsfreudig und ausschweifend, wurden jedoch gebremst, wenn sie zurück in die häusliche Welt kamen. Der Prozeß der Trennung wurde draußen versucht, nicht in der Auseinandersetzung mit sich selbst und der Mutterfigur. Selbst- und Objektrepräsentanzen blieben getrennt.

Die Suche nach dem „Glanz im Auge der Mutter" – wie Kohut (1973) es sagt – spiegelt sich im Geltungsstreben wider. Sie wollen von anderen bewundert werden. Das zeigt sich besonders in der Leistungsorientiertheit der Gichtpatienten. Gegenüber einer Kontrollgruppe gehören sie zu den überwiegend Aufgestiegenen. Auch Brooks u. Mueller (1966) sowie Kasl, Brooks u. Cobb (1966) fanden Beziehungen zwischen erhöhtem Harnsäurespiegel und leistungsorientierter Haltung.

Anumonye et al. (1969) fanden eine signifikant positive Korrelation zwischen einer Harnsäureerhöhung und einem Antrieb einschließlich einer großen Anzahl von Betätigungsfeldern. Eine negative Korrelation ergab sich jedoch bei der Frage nach der Verantwortlichkeit. Diesen auffälligen Befund fanden auch wir insbesondere in unseren TAT-Untersuchungen bestätigt.

Es stellt sich die Frage, ob der aufgestiegene Gichtkranke seine hohe Position wirklich ausfüllen kann oder ob das Leistungsstreben nicht auch als eine Überkompensation im Sinne des Bestätigtwerdens gedeutet werden muß. Die Befähigung zu aktiver, teils auch beharrlicher Arbeit verschafft ihm eine führende Position und damit wieder die Bewunderung von außen.

Eine andere Auffälligkeit (Abb. 7): In der Testsituation stellen sich die Gichtpatienten – im Vergleich zu einer Kontrollgruppe – ohne Beschwerden und bei bestem Wohlbefinden (Vogt 1983) dar. Das steht in Widerspruch zu den zahlreichen funktionellen Beschwerden, von denen die Gichtkranken in der Anamnese berichten (Klußmann 1982). Sie geben allerdings Angstgefühle weniger häufig an. Das fügt sich insofern in das narzißtische Persönlichkeitsbild ein, als die große Angsttoleranz mit dem Preis gesteigerter Größenphantasie und den Rückzug in die „splendid isolation" bezahlt wird.

Das vermehrte Auftreten von Magenbeschwerden kann als Ausdruck einer Störung auf der oralen Entwicklungsstufe gedeutet werden. Die eigene „orale Verwöhnung" spiegelt sich nicht nur in dem häufig anzutreffenden Übergewicht der Gichtkranken wider, sondern auch darin, daß sie überwiegend „bewußt" und „mit

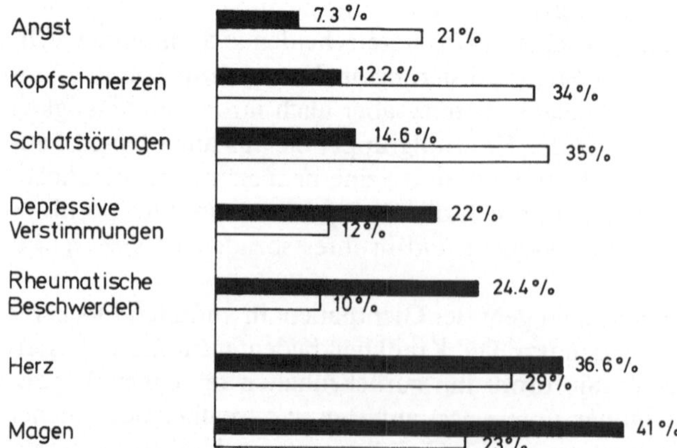

Abb. 7. Funktionelle Beschwerden bei Gichtpatienten (n = 45) im Vergleich zu anderen Patienten (n = 2000; Schnabl 1965)

Tabelle 1. Eßverhalten von Gichtpatienten (n = 45) im Vergleich zu einem eigenen Kontrollkollektiv (n = 56). Angaben in Prozent. (Signifikanz *p < 0,01)

	Gichtiker		Nicht-gichtiker	
	Ja	Nein	Ja	Nein
Kochen Sie selber gern?	87,8*	12,2	51,8	48,2
Ist es eine Ihrer großen Freuden im Leben, gut zu essen?	80,5*	19,5	46,4	53,6
Legen Sie beim Essen Wert auf einen gut gedeckten Tisch?	85,4*	14,6	55,4	44,6

den Augen" essen und sich dem Besten zuwenden. In diesem Zusammenhang ist ihre Neigung zu sehen, gern zu kochen (Tabelle 1). Auch der erhebliche Alkoholgenuß könnte unter diesem Aspekt eine Erklärungsmöglichkeit finden.

Das vermehrte Auftreten von rheumatischen Beschwerden steht in Zusammenhang mit den gebremsten expansiven Impulsen. Sie zeigen sich im späteren Leben in oft exzessiven sportlichen Aktivitäten. Die Störung tritt auf, wenn diese wegfallen, gebremst werden.

Es sei darauf hingewiesen, daß die größere Gruppe der Gichtpatienten – die „Grandiosen" – eine signifikant geringere Anzahl von Gichtanfällen aufweisen als die kleinere Gruppe. Es ist anzunehmen, daß die philobatär-expansive Grundeinstellung eine bessere Kompensationsmöglichkeit für den Gichtiker bietet als die oknophil-depressive.

Die untersuchten Gichtpatienten schildern auffallend häufig in idealisierender Weise eine enge, positive Beziehung zur Mutter und später zur Ehefrau.

Im TAT (Vogt 1983) jedoch war die Angst vor Liebesverlust und eine kontrollierende Funktion der Mutter bedeutsam. Bei der Sprachinhaltsanalyse (Haberl 1984) war dann auch die Gesamtangst und die Trennungsangst hochsignifikant, die Verletzungs- und Todesangst signifikant vermehrt nachweisbar gegenüber einer gepaarten Kontrollgruppe (Abb. 8). Die grafische Darstellung verdeutlicht diesen Befund. Abgewehrt wurde die diffuse Angst, die Verletzungs- und Trennungsangst in signifikanter Ausprägung. Das wird auch hier durch das Schaubild deutlich (Abb. 9).

So ist es nicht verwunderlich, daß die Mehrzahl der Patienten in der Kindheit einen Mangel an Geborgenheit erlebte.

Auch die Untersuchung der frühesten Kindheitserinnerung (Klußmann 1979a) wies auf eine frühe Existenzbedrohung, auf ein Herausgerissenwerden aus der Geborgenheitssituation und auf Verlassenheitserlebnisse gegenüber engen Bezugspersonen hin.

Im TAT (Vogt 1983) wurden die Familienmitglieder überwiegend beziehungslos zueinander dargestellt.

Die meisten Gichtpatienten erlebten die Väter als distanziert, viel unterwegs, emotional fern. Eine positive Beziehung konnte nur selten aufgebaut werden, eine positive Identifizierung war erschwert. Die Väter wurden zwiespältig, oft klischeehaft dargestellt. Aggressive Regungen ihnen gegenüber wurden oft geäußert (Tabelle 2).

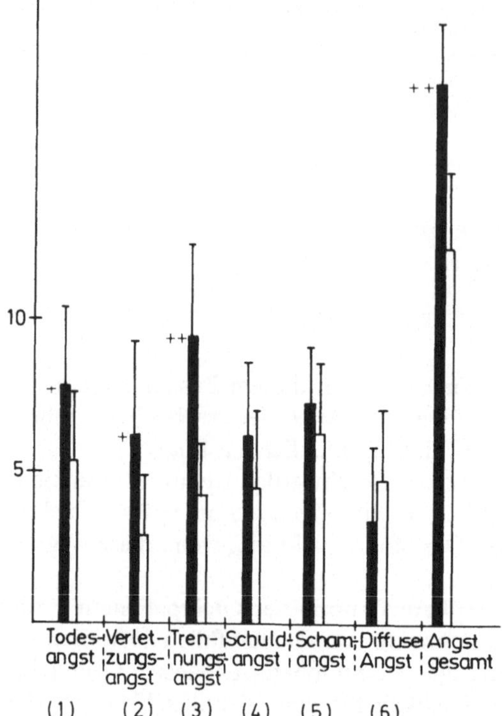

Abb. 8. Vergleich der Angstscores zwischen Gichtpatienten (n = 10) und Patienten einer Kontrollgruppe (n = 10) im Gottschalk-Gleser-Verfahren. ■ Gichtgruppe, □ Kontrollgruppe. Mittelwerte als einfache Standardabweichung; + p < 0,05, + + p < 0,01 im U-Test

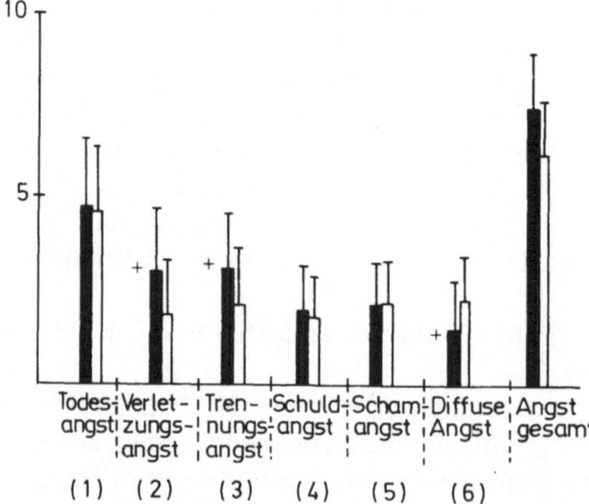

Abb. 9. Durchschnittscores für die Subkategorien b, c, d (Abwehr) der Angstskalen bei Gichtpatienten (n = 10) und Patienten einer Kontrollgruppe (n = 10) im Gottschalk-Gleser-Verfahren. ■ Gichtgruppe, □ Kontrollgruppe. Mittelwerte als einfache Standardabweichung; + p < 0,05 im U-Test

Auffallend war auch, daß die Gichtpatienten früh heirateten, sich eng an ihre Partner banden oder aber eine große Anzahl von Beziehungen - z. T. nebenher - eingingen und schnell wieder auflösten.

Ein übergreifendes Thema bei den Untersuchten war der Objektverlust. Er war als mitauslösender Faktor für den ersten Gichtanfall in 3 von 4 Anamnesen eruierbar. Die Problematik wurde auch in etwa jeder 2. TAT-Geschichte deutlich.

Tabelle 2. Vergleich von Gichtpatienten im Erstinterview und im thematischen Apperzeptionstest *(TAT)*

Auffällige Befunde	Interview	TAT
Mangel an Geborgenheit	78,5%	64,3%
Mütter	Ambivalente Gefühle: 78,5%	Angst vor Liebesverlust: 57,1% Kontrollierende Mütter: 28,5%
Väter	Ohne: 28,5% Sehr distanziert: 64,3%	Ambivalente Gefühle: 37,1% Aggressive Regungen: 64,3%
Aggressionen	Fehlen bei 42,9% (sonst nur latent vorhanden)	Deutlich gegen Väter und Ehefrauen
Expansionsbestreben	Einschränkungen im mittleren Lebensalter bei 71,4%	
Stimmung	Depressiv: 28,5% Depressiv und grandios: 64,3%	Depressiv: 93,8%
Objektverlust	Als mitauslösender Faktor bei der Gicht: 78,5%	44,6%
Leistungsorientiertheit	Stark bei 78,5%	Nur mäßig ausgeprägt bei 92,8%

Zusätzlich konnte bei fast drei Viertel der Patienten eine risikobehaftete Anzahl anpassungsfordernder Lebensereignisse innerhalb eines Jahres vor Krankheitsbeginn bei der Life-event-Untersuchung (Vogt 1983) gefunden werden.

Im letzten Teil meiner Ausführungen seien die Befunde der Untersuchung diskutierend in vorhandene theoretische Vorstellungen eingeordnet und die eingangs gestellten Fragen beantwortet.

Das psychoanalytische Erstinterview und die testpsychologischen Untersuchungen weisen bei dem überwiegenden Teil der Gichtkranken auf eine phallisch-narzißtische Persönlichkeit hin. Dafür spricht:

1) die Abwehrformation gegenüber der tieferliegenden Depression,
2) die Art der Objektbeziehungen,
3) das Aggressions- und Expansionsverhalten,
4) die Art des Selbstwertgefühls und – weniger deutlich –
5) die Verhaltensnormalität mit alexithymen Zügen.

Wie aber ist hier die Gichtkrankheit einzuordnen?

Die beiden gefundenen Grundtypisierungen sind bei psychosomatisch Kranken häufig zu finden. Das psychosomatische Symptom ist Ausdruck eines psychischen Versagens nach einer erschöpften Anpassungsleistung (Overbeck 1984). Die Anpassung erfolgte mit Hilfe grandios-unabhängigem oder anaklitisch-anklammerndem Verhalten. Sie versagte, wenn ein Objektverlust eintrat.

Bei den Objekten, die so schmerzvoll entbehrt werden, handelt es sich um Selbstobjekte im Sinne Kohuts, d.h. um Objekte, die Teil des Selbst geworden und nicht deutlich von der eigenen seelisch-körperlichen Repräsentanz abgegrenzt waren und bestimmte Funktionen erfüllten. Durch den Verlust ist ein Ich-Defekt entstanden, den die Organstörung auffangen kann und damit einer Selbstfragmentierung zuvorkommt. Dadurch wird die Kohärenz des Selbst zunächst auf der Körperebene erhalten. So hat die „Krankheit als Verlustverarbeitung" (Beck 1981) ihren Sinn.

Zu welch einer Krankheit es dann kommt, hängt von der individuellen biologischen und psychologischen Konstellation ab. Nach Zöllner prägt auch den Gichtkranken seine „biochemische Individualität" im Sinne einer genetischen Vorprägung (vgl. vorangehenden Beitrag in diesem Band). Dazu gehört aber auch das erhöhte Purinangebot, das allerdings wesentlich durch das Eßverhalten in der persönlichen Konfliktsituation mitbedingt ist.

Ein anderer Erklärungsversuch beinhaltet die Frage, inwieweit es sich beim Gichtanfall - der sich ja überwiegend am Großzehengrundgelenk abspielt - um ein Konversionssymptom handelt, bei dem der Körper als Bühne zur Darstellung eines unbewußten (Trieb)konfliktes dient, der Es-Über-Ich-Konflikt damit auf die körperliche Ebene übertragen wird.

Zwei Erklärungsversuche scheinen möglich: einmal phänomenologisch-symbolisch der phallische Charakter der Organwahl, zum andern funktionell. Dabei sei daran erinnert, daß das reibungslose Gehen durch das Abrollen des Fußes erst über das Großzehengrundgelenk ermöglicht wird.

Expansionsverhalten, Weglaufen wird durch das Symptom ebenso unmöglich gemacht wie der Gebrauch des Phallus, das Potentsein schlechthin (Klußmann 1979b).

Im Symptom - so scheint es auch bei dem Gichtkranken zu sein - kommt es zu einer Kompromißbildung zwischen Triebimpulsen und Strafbedürfnissen.

Zum Schluß möchte ich die eingangs gestellten Fragen beantworten:

1) Aufgrund mangelhaft ausgeprägten Urvertrauens bei einer vorhandenen Grundstörung gelingt es dem Gichtkranken nur schwer - und erst nach längerer Zeit - eine Vertrauensbasis auch zu seinem Arzt aufzubauen. Schafft er das, und vermag gleichzeitig sein Arzt darauf einzugehen, dann können die gravie-

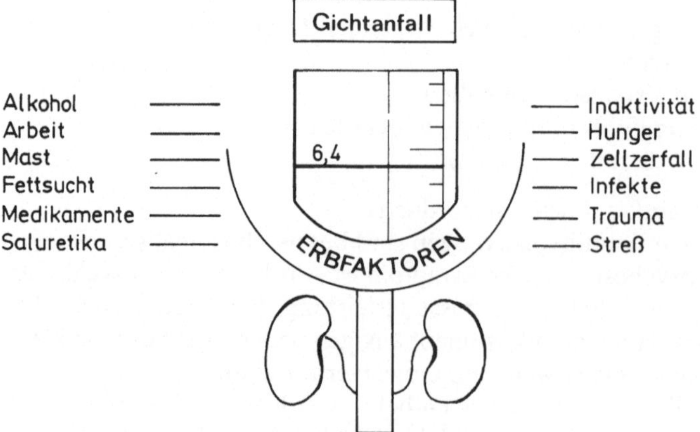

Abb. 10. Mögliche Ursachen eines Gichtanfalls

renden Komplikationen und Folgeerscheinungen der Hyperurikämie verhindert werden.

2) Für die Manifestation der Gicht im ersten Gichtanfall gibt es eine Reihe von Erklärungsmöglichkeiten (Abb. 10): Auslösende Umweltfaktoren (wie das Eßverhalten) sind eingebettet in die individuelle Konfliktlage des Gichtkranken.

3) Die Tatsache, daß sich die Gicht zunächst meist im Großzehengrundgelenk abspielt, dürfte Ausdruck der phallisch-narzißtischen Persönlichkeitsanteile wie auch gebremster Expansionstendenzen sein.

Zusammenfassend sei ein Schema zur Manifestation der Gicht im Rahmen psychosomatischer Forschung aufgezeigt:

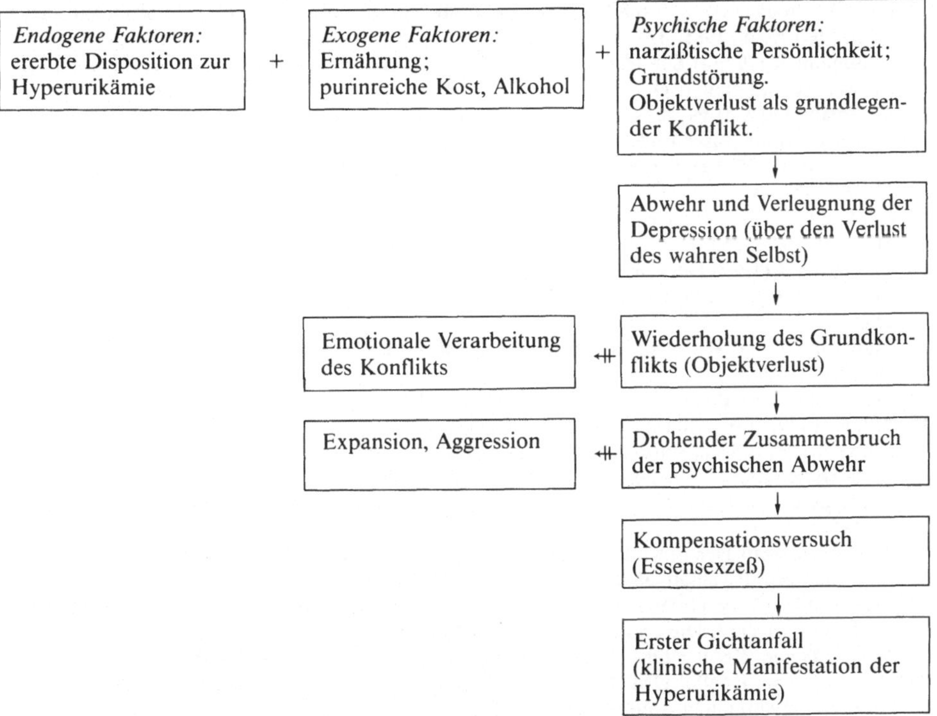

In den Karikaturen können wir dem „Volk aufs Maul schauen":

- der Gichtstuhl ermöglicht es dem Gehunfähigen, sich fortzubewegen,
- der Teufel kratzt die Grandiosität des Reichen an,
- die Hinwendung zum Alkohol ermöglicht es, den Schmerz über das verlorene wahre Selbst wenigstens teilweise in Schach zu halten.

Literatur

1. Anumoney A, Dobsen JW, Oppenheim S, Sutherland JS (1969) Plasma uric acid concentrations among edinburgh business executives. J Am Med Assoc 208: 1141–1144
2. Beck D (1981) Krankheit als Selbstheilung. Insel, Frankfurt
3. Beckmann D, Richter HE (1975) Gießen-Test. Huber, Bern
4. Bragman LJ (1932) Essay on gout, compiled from the writings of James Russell Lowell. Med J Res 136: 299
5. Brooks GW, Mueller E (1966) Serum urate concentrations among university professors. J Am Med Assoc 195: 415–418
6. Ebstein W (1903) Gicht. Die Deutsche Klinik 3: 130
7. Fenzl A (1984) Die Langzeitbehandlung der Gicht mit Allopurinol. Unveröffentlichte Dissertation, München
8. Haberl E (1984) Untersuchung des Angstverhaltens bei Gichtpatienten mit Hilfe der Sprachanalyse im Gottschalk-Gleser-Verfahren. Unveröffentlichte Dissertation, München
9. Kasl SV, Brooks GW, Cobb S (1966) Serum urate concentrations in male high-school-students. J Am Med Assoc 198: 713–716
10. Klußmann R (1979a) Die früheste Kindheitserinnerung bei Gichtikern. Materialien zur Psychoanalyse und analytisch orientierten Psychotherapie 5: 173–182
11. Klußmann (1979b) Psychosomatischer Beitrag zur Pathogenese des akuten Gichtanfalls. Praxis der Psychotherapie und Psychosomatik 24: 99–104
12. Klußmann R (1981a) Zur Persönlichkeit des Gichtpatienten. Z Psychosom Med Psychoanal 27: 347–359
13. Klußmann R (1981b) Psychosomatische Forschungsergebnisse der Gicht. Verh Dtsch Ges Inn Med 87: 1247–1250
14. Klußmann R (1982) Der Gichtpatient und sein Krankheitsbewußtsein. Med Klin 76: 78–82
15. Klußmann R (1983) Psychosomatische Aspekte der Gicht. Vandenhoeck & Ruprecht, Göttingen
16. Klußmann R (1984) Psychosomatische Medizin. Eine Übersicht. Springer, Berlin Heidelberg New York Tokio
17. Klußmann R, Seidl O (1982) Der Gichtpatient und seine Beziehung zum Arzt. MMW 124: 820
18. Kohut H (1973) Narzißmus. Suhrkamp, Frankfurt
19. Laube A (1982) Sozialstatus und Ernährungsgewohnheiten von Gichtpatienten. Unveröffentlichte Dissertation, München
20. Overbeck G (1984) Krankheit als Anpassung. Der sozio-psychosomatische Zirkel. Suhrkamp, Frankfurt
21. Schnabl S (1966) Der Einfluß von Lebensalter, Geschlecht auf die Symptomatik funktioneller Erkrankungen. Psychiatr Neurol Med Psychol (Leipz) 18: 156–162
22. Vogt A (1983) Eine Untersuchung von Gichtpatienten mit dem thematischen Apperzeptionstest (TAT). Psychol. Dissertation, Universität München
23. Zerssen D von, Koeller DM (1976a) Die Beschwerden-Liste. Beltz, Weinheim
24. Zerssen D von, Koeller DM (1976b) Die Befindlichkeits-Liste. Manual. Beltz, Weinheim
25. Zöllner N (1960) Gicht. Internist (Berlin) 1: 33–345
26. Zöllner N (1974) Grundlagen der Gichtforschung. MMW 17: 865–874
27. Zöllner N (1976) Diätetik der Gicht - experimentelle Grundlagen und praktische Anwendung. Verh Dtsch Ges Inn Med 82: 727–737
28. Zöllner N, Gröbner W (1976) Gicht. Springer, Berlin Heidelberg New York (Handbuch der inneren Medizin, 7. Bd, 3. Teil)

Teil IV. Diabetes mellitus

Der Kranke mit Diabetes mellitus:
Überblick aus klinischer Sicht mit besonderer
Berücksichtigung psychologischer Probleme

F. A. Gries

Psychologische Relevanz der Klassifikation des Diabetes mellitus (Einführung)

Als Kliniker möchte man das Thema korrigieren, wenn man aufgefordert wird, über den Kranken mit Diabetes zu sprechen: Denn weder gibt es *den* Kranken noch *den* Diabetes. Diabetes ist ein Sammelbegriff für verschiedene Krankheiten, denen als Leitsymptom die Hyperglykämie gemeinsam ist. Trotzdem braucht man den Sammelbegriff nicht in die Vielfalt seiner klinischen Syndrome aufzufächern, bevor man die psychologischen Probleme angeht. Zwar ist es für das Verständnis von Ätiologie, Pathogenese und Pathophysiologie unerläßlich, die neueren Versuche einer Klassifizierung und Typisierung zu berücksichtigen. Für die Klinik bieten diese ein hilfreiches didaktisches Gerüst. Die Erfahrung zeigt aber bei den Krankheitsverläufen keinerlei Stereotypie, sondern individuelle Vielfalt. In der Therapie löst die Anwendung von Behandlungsschemata weniger Probleme als sie kreiert. Es setzt sich ein Trend durch, die Therapie zu individualisieren. Beschleunigt wird diese Tendenz durch die zunehmende Einbeziehung des Patienten in die Konzeption und Durchführung der Therapie im Rahmen eines partnerschaftlichen Arzt-Patienten-Verhältnisses. Diese therapeutische Grundhaltung ist nicht realisierbar ohne Berücksichtigung der Individualität des Diabetikers. Diese Erkenntnis setzt sich langsam auch bei den Ärzten durch, die bisher glaubten, dem Diabetiker durch alleinige symptomorientierte Therapie nachhaltig helfen zu können. Wie noch deutlich werden wird, ist gerade auch die psychologische Problematik weniger durch den Typ des Diabetes als durch den Ablauf des Krankheitserlebnisses und besondere Umstände wie Lebensalter, Therapieart, soziales Umfeld und Folgeschäden geprägt.

Die ältere psychologische Forschung zum Diabetes mellitus kann man 3 großen Themenkreisen zuordnen:

- Psychische Einflüsse in der Ätiologie des Diabetes mellitus,
- Einflüsse des Diabetes mellitus auf die Psyche,
- Einflüsse der Psyche auf den Verlauf des Diabetes mellitus.

Ich werde hier nur auf die beiden ersten eingehen und einige Einflüsse der Psyche auf den Verlust des Diabetes im Rahmen der modernen „Copingstrategien" ansprechen.

Persönlichkeitspsychologische Studien bei Diabetes mellitus

Psychische Einflüsse in der Ätiologie?

Auf die zahlreichen Versuche, Beiträge zur psychologischen Forschung der Ätiologie zu leisten, möchte ich nur kurz eingehen, weil ich der Ansicht bin, daß sie wenig ergiebig waren (Übersichten bei Baker u. Barcai 1970; Cremerius 1978; Binswanger u. Herrmann 1981).

Arbeitshypothesen

Binswanger u. Herrmann (1981) führen die psychologischen Konzepte zur Ätiologie auf 3 Hypothesen zurück:

- Hypothese einer permanenten Bereitstellung zu Kampf oder Flucht,
- Hypothese eines chronischen Hungerzustandes,
- die Organneurose und der spezifische Grundkonflikt nach Alexander.

Die beiden ersten Hypothesen, die vom Konzept eines chronischen Streß (s. dazu auch schon von Noorden u. Isaac 1927) („major emotions") bzw. der metabolischen Analogie von Hunger und Insulinmangel ausgehen, können im Lichte der heutigen pathophysiologischen Kenntnisse als Mißverständnisse der Mechanismen der Stoffwechselregulation qualifiziert werden. Alexander (1971) entwickelte interessante Hypothesen zur psychischen Bedingtheit der Adipositas als Diabetesursache, verkannte aber, daß seine Deduktionen nur für einen Typ des Diabetes mellitus in Betracht kommen könnten.

Methodenkritik

Es soll nicht in Frage gestellt werden, daß z. B. eine Ereignisfolge wie Verlust von Bezugspersonen, Mißerfolge und ähnliches, also psychische Probleme → reaktive Depression →orale Ersatzbefriedigung, evtl. Heißhunger →Adipositas →Insulinresistenz →Diabetes häufig vorkommen kann. Unzulässig ist aber die verallgemeinernde Kausalitätsannahme bezüglich des Diabetes. Wir glauben zu wissen, daß bei dem mit Adipositas assoziierten Diabetes eine erbliche Krankheitsbereitschaft vorliegt; die Voraussetzung für die Manifestation der Erkrankung ist, daß eine Adipositas nur in etwa 5% der Fälle zu Diabetes führt und daß sie nicht nur Folge von „life events" im Sinne eines Objektverlustes ist.

Neben diesen konzeptionellen Versuchen liegen zahlreiche empirische Studien vor (Literatur s. Binswanger u. Herrmann 1981). Sie alle weisen aber einen oder mehrere Mängel auf, die sie disqualifizieren oder ihren Wert soweit einschränken, daß sie nur zur Formulierung von Arbeitshypothesen nützlich sind:

- Einzelfallbeobachtungen,
- retrospektive Analyse der prämorbiden Persönlichkeit,
- Fehlen unselektionierter, repräsentativer Kollektive,

- Fehlen von Kontrollkollektiven,
- Fehlen prospektiver Beobachtungen,
- fehlende Unterscheidung pathogenetisch differenter Diabetestypen.

Einflüsse des Diabetes auf die Psyche

Einflüsse des Diabetes auf die Psyche sind unverändert ein zentrales, wichtiges Thema (Jacobson 1986; Bradley u. Marteau 1986). Ärzte und Pflegepersonal von Stoffwechselstationen sind sich in der Regel einig, daß Diabetiker anders sind als Patienten allgemeiner interner Stationen, ohne sich auf das „wie" der Andersartigkeit einigen zu können.

Ältere unkontrollierte Studien

Die wissenschaftliche Beschäftigung mit der Psychologie des Diabetikers dürfte auf Auerbach (1887) zurückgehen, der seine Patienten als traurig, mürrisch, unlustig und verstimmt beschrieb, was angesichts der infausten Prognose nicht überrascht. Es folgte eine große Zahl von Untersuchungen zur Persönlichkeitsstruktur der Diabetiker. Neuere Übersichten dazu finden sich in der Dissertation von Jost (1985), bei Jacobson (1986) und bei Bradley u. Marteau (1986). Nicht immer lassen diese Untersuchungen erkennen, welche der Besonderheiten auf die prämorbide Persönlichkeit zurückgehen und welche durch den Diabetes bedingt sind. Resultate solcher Studien sind häufig klischeehafte Etikettierungen, die in ihrer Gesamtheit den Eindruck erwecken, daß es den Persönlichkeitstyp des Diabetikers nicht gibt, daß Diabetiker aber durch eine ausgeprägte Psychopathologie charakterisiert seien.

Folgende Klischeevorstellungen existieren zum Persönlichkeitsbild des Diabetikers (nach Lohmann et al. 1976):

Nervosität, Egozentrizität, Reizbarkeit, Ängste, Zwänge, Depressivität, paranoide Züge, Verschlossenheit, erhöhte Aufgeschlossenheit, mangelnde soziale Anpassungsfähigkeit, adaptiertes Verhalten, übermäßige Abhängigkeit, Ambivalenz zwischen kindlichem Fürsorgeverhalten und Unabhängigkeitsstreben, Ich-Schwäche, Unreife, gestörte Sexualität, verminderte Frustationstoleranz, Mangel an kritischer Selbstwahrnehmung, verminderte Selbstkontrolle, mangelnde Stetigkeit.

Wenn es sich nicht um Fehldeutungen handelt, sprechen die Befunde dafür, daß die in diesen Studien untersuchten Patienten mit zahlreichen ungelösten psychischen Konflikten belastet waren.

Die Ergebnisse dieser Studien sind teilweise auch widersprüchlich. Das schillernde Psychogramm des „Diabetikers" dürfte, wie Jost (1985) analysierte, wesentlich auf die der Persönlichkeitspsychologie eigene Problematik und auf die Besonderheiten der untersuchten Stichproben zurückzuführen sein. Im übrigen trifft auch die zur Ätiologieforschung bereits geäußerte Methodenkritik (S. 78) auf die meisten dieser Untersuchungen zu.

Diese globale und etwas harsche Kritik der Erwachsenenstudien gilt weniger für die Untersuchungen an Kindern und Jugendlichen, da es hier typische altersstufenspezifische Problemstrukturen gibt und potentielle psychische Störungen definierbar sind (Hürter 1977; Hürter u. Hürter 1980; Jacobson et al. 1982; Hauser et al. 1979, 1983).

Kontrollierte Studien

Der erste Versuch, die Relevanz der Ergebnisse bei Diabetikern durch Vergleich mit sorgfältig zusammengestellten Kontrollkollektiven abzusichern, wurde von Meuter (Meuter et al. 1982) unternommen. Leider liegen zur Persönlichkeitsstruktur nur vorläufige Ergebnisse vor. Erwähnenswert erscheinen dabei eine verminderte Aggressivität, die man auch als stärker gehemmt und kontrolliertes Verhalten, Nachgiebigkeit oder angepaßtes Verhalten verstehen kann, eine erhöhte Frustrationstoleranz und Affektkontrolle, ein erhöhtes Bedürfnis nach Geselligkeit und eine verminderte Offenheit mit der Neigung zur Dissimilation oder Verleugnung kleiner Fehler und Schwächen.

Leistungsphysiologische Untersuchung

Meuter (1979) hat auch gut kontrollierte leistungsphysiologische Untersuchungen vorgelegt.

Er fand bei übergewichtigen, hypertonen, mit Insulin oder oral behandelten Diabetikern mit diabetischem Spätsyndrom im Vergleich zu nicht diabetischen Kontrollpersonen deutliche Leistungsminderungen hinsichtlich der psychomotorischen Reaktionsgeschwindigkeit, der visuellen Wahrnehmung und der Gedächtniskonzentrationsleistung. Kognitive Funktionsstörungen bei Typ-I- und Typ-II-Diabetikern sind in letzter Zeit wiederholt bestätigt worden (Francheschi et al. 1984; Permutter et al. 1984; Ryan et al. 1985).

Meuter (1979) konnte deutliche Einflüsse der aktuellen Blutglukosekonzentration bei insulinbehandelten Patienten ohne diabetisches Spätsyndrom nachweisen. Sie betrafen die Gedächtniskonzentrationsleistung und die Güte der Leistung, d.h. die Fehlerzahl. Ähnliche Ergebnisse wurden kürzlich von Holmes et al. (1984) vorgelegt.

Da die Studien zur diabetischen Polyneuropathie Beziehungen zwischen der langfristigen Stoffwechseleinstellung und peripheren sowie zentralen nervösen Funktionen aufgedeckt haben, kann man erwarten, daß auch leistungsphysiologische Parameter und die Befindlichkeit der Diabetiker von der Qualität der Diabeteseinstellung abhängen. Dies müßte in Zukunft untersucht werden.

Wertung der älteren psychologischen Forschung

Der Rückblick auf die persönlichkeitspsychologische Forschung erweckt Gefühle wie bei der Betrachtung eines historischen Gemäldes. Vor allem Kliniker mit vieljähriger Erfahrung werden zwar in einer Reihe von Teilaspekten eigene frühere Beobachtungen wiedererkennen. Der heutige Kliniker ist aber eher davon beeindruckt, daß diese ältere psychologische Forschung weder die derzeitigen Erfahrungen mit Diabetikern widerspiegelt noch auf den Kern der psychologischen Probleme trifft, denen er sich heute bei der Betreuung von Diabetikern gegenübersieht.

Ein gewisses Desinteresse und Unverständnis an der älteren Literatur sind zwar nicht gerechtfertigt, aus dieser Sicht aber verständlich.

Der Grund für die heutige Reaktion liegt in dem tiefgreifenden Wandel des therapeutischen Konzepts und damit des Arzt-Patienten-Verhältnisses bei Diabetes mellitus, worauf eingangs schon hingewiesen wurde.

Moderne Copingstrategien und ihre Probleme

Grundprinzipien

Das heutige ganzheitliche Konzept der Diabetestherapie geht zurück auf die Pioniere der modernen Diabetologie, Joslin (1919) und Lawrence (1925) in den USA und Katsch (1930) in Deutschland. Zu seinen geistigen Fundamenten gehört auch die neue Sensibilität für eine ganzheitliche Betrachtung des kranken Menschen. Seine moderne didaktisch-psychologische Prägung hat es v.a. durch Gfeller u. Assal (1979) gewonnen.

Es ist hier nicht möglich, dieses Konzept ausführlich zu begründen und darzustellen. Stichworte müssen genügen:

Ziel ist zunächst die Vermeidung akuter und chronischer Komplikationen des Diabetes mellitus durch normnahe Stoffwechseleinstellung. Diese wird als Voraussetzung angesehen, um das eigentliche Therapieziel zu erreichen, das darin besteht, dem Diabetiker eine uneingeschränkte Lebenserwartung bei hoher Lebensqualität zu ermöglichen.

Aus prinzipiellen Gründen kann aber selbst das Ziel der guten Stoffwechseleinstellung in der Regel nicht erreicht werden, wenn man lediglich im Sinne der klinisch-chemisch orientierten Medizin versucht, die Stoffwechselimbalanzen auszugleichen.

Notwendig ist vielmehr die Behandlung des diabetischen Menschen. Deshalb muß der Diabetiker selbst einbezogen werden, oder es ist, wie Gfeller u. Assal (1979) dies ausdrückten, erforderlich, daß sich nicht mehr Arzt und Krankheit als Kontrahenten gegenüberstehen, sondern Arzt und Diabetiker in Wechselbeziehung treten. Ziel dieser Wechselbeziehung ist es, die überkommene hierarchische, unidirektionale Struktur des Arzt-Patienten-Verhältnisses: hier anordnender Arzt, dort ausführender Patient zugunsten einer erwachsenen Partnerschaft zu wandeln.

Der Patient soll zu sinnvollem, eigenverantwortlichem Handeln befähigt werden, ohne daß ihm die Geborgenheit des ärztlichen Schutzes dadurch entzogen wird.

Voraussetzung für sinnvolles Handeln, aber auch für ein adäquates Krankheitserleben, sind Kenntnisse, die durch Schulung vermittelt werden müssen. Der günstige Einfluß von Schulung, Stoffwechselselbstkontrolle und intensivierter Therapie auf Selbstwertgefühl, soziale Kontakte und Abbau von Ängsten und Depressionen ist inzwischen in mehreren Studien nachgewiesen worden (Dupius et al. 1980; Seigler et al. 1982; Toeller 1985, 1986; Toeller et al. 1983).

Voraussetzung für sinnvolles eigenverantwortliches Handeln ist die Akzeptanz der Krankheit.

Das Problem der Diabetesakzeptanz

Das Problem der Akzeptanz steht am Beginn der psychologischen Arbeit mit Diabetikern und begleitet sie auch im weiteren Verlauf. Erfolgreiche Copingstrategien sind deshalb so wichtig, weil sich aus unbewältigter Akzeptanz viele der psychischen Probleme ableiten lassen, mit denen Diabetiker belastet sind.

Die Bewußtseinsstufen, die der Patient durchleben muß, sind keineswegs diabetespezifisch, sondern lassen sich mit den von Kübler-Ross (1969) herausgearbeiteten Phasen der Trauerarbeit beschreiben:

1) Schock und Leugnen der Realität
   („Nein, ich nicht!"),
2) Wut und Zorn
   („Warum ich?"),
3) Verhandeln
   („Ja, aber..."),
4) Depression
   (*cave:* Resignation),
5) aktive Akzeptanz.

Bleibt die Trauerarbeit auf einer der frühen Stufen stehen, können jene Psychopathologien resultieren, die wir aus der älteren persönlichkeitspsychologischen Forschung schon kennengelernt haben:

Zum Beispiel kann bei *Verleugnen der Realität* durch Verleugnen des Diabetes ein Leben scheinbar ohne Diabetes so lange geführt werden, bis sich dieser durch akute oder chronische Komplikationen als der stärkere erweist.

Wut und Zorn können zu *Auflehnung* im Gefühl der Ungerechtigkeit, sozialer Vereinsamung und Verlassenheit im „Kampf gegen den Diabetes" führen, dessen Forderung an die Lebensführung folglich nicht berücksichtigt wird.

Folge des *Verhandelns* kann die Teilakzeptanz mit Ablehnung wichtiger Therapieaspekte wie der Selbstkontrolle sein. Der Diabetes läßt sich zwar nicht leugnen, aber das Diabetesmanagement erfolgt „mit der linken Hand" und folglich inadäquat.

Bei *Depression* mag Einsicht in sinnvolles Verhalten vorliegen, aber Versagensängste, die Anforderungen nicht erfüllen zu können, die für das Management des Diabetes notwendig sind, lähmen sinnvolles Handeln. Die Depression ist die Phase der größten Offenheit für psychische Beeinflussung. Eine Gefahr besteht in der Überwindung der Depression durch Resignation, die nicht zu aktiver Partnerschaft, sondern zu neuer Abhängigkeit des Patienten führt, der tut, was man ihm sagt, aber nicht, was er selbst als sinnvoll erkannt hat.

Akzeptanz schließlich resultiert in der Einsicht: „Ich habe das Problem, aber ich werde lernen, damit zu leben".

Gfeller u. Assal (1983) haben diese Stufen der Trauerarbeit, ihre Risiken und Lösungsmöglichkeiten in lesenswerten Beispielen dargestellt, so daß auf die weitere Erörterung hier verzichtet werden kann. Wesentlich ist die Erfahrung, daß die Akzeptanz des Diabetes nicht als endgültig angesehen werden darf. Es ist gut bekannt, daß Zusammenhänge zwischen „life events" und Stoffwechselkontrolle bestehen (Übersicht bei Jacobson 1986). Kemmer et al. (1986) haben kürzlich gezeigt, daß akuter psychischer Streß allerdings keineswegs direkt zur Stoffwechselentgleisung führen muß. Das läßt vermuten, daß die Zusammenhänge indirekterer Art sind. Jedes besondere Ereignis im Krankheitsverlauf, z. B. das Auftreten von Diabetesfolgen an den Augen, aber auch soziale Konflikte oder Versagenserlebnisse, die zu Recht oder Unrecht vom Patienten auf den Diabetes bezogen werden, kann einen Rückfall in Wut und Zorn oder in Depression mit entsprechendem Fehlverhalten auslösen, aus dem der Patient allein nur schwer oder gar nicht herausfindet. Deshalb darf auch der geschulte und motivierte partnerschaftliche Patient von seinem Arzt nicht alleingelassen werden. Er muß nicht nur im somatischen Bereich, d. h. bei der Korrektur der Stoffwechselimbalanzen und bei der Bewältigung von Folgekrankheiten, sondern auch bei der psychologischen Bewältigung der Krankheit Hilfe stets dann finden, wenn er sie braucht.

Die Möglichkeit von Hilfe muß ihm so bewußt sein, daß ihm die Inanspruchnahme leicht fällt. Wenn er seine eigene Hilfsbedürftigkeit nicht erkennt, muß sie der Arzt von sich aus aktiv und behutsam einleiten.

Die reale psychologische Situation der Diabetiker

Der Kliniker wünscht sich möglichst, jeden Diabetiker vom Zeitpunkt der Diagnose an in sein ganzheitliches Therapiekonzept aufzunehmen. In Kenntnis der Bedeutung des sozialen Umfeldes (Jochums 1979; Schlenk u. Hart 1984; Bradley u. Marteau 1986) möchte er auch Familie und ggf. Freundeskreis, Arbeitswelt u. a. in die Krankheitsbewältigung einbeziehen. Damit verbindet sich die Hoffnung, das Therapieziel einer normalen Lebenserwartung bei hoher Lebensqualität zu erreichen.

Die Wirklichkeit sieht derzeit anders aus. 80% der Typ-II-Diabetiker, die erstmalig zu uns kommen, haben einen mehrjährigen Krankheitsverlauf hinter sich, ohne je Gelegenheit gehabt oder wahrgenommen zu haben, mit ihrem Arzt - ein Behandlungsteam existiert selten - über ihr Krankheitserlebnis Gedanken auszutauschen (Toeller 1984, 1985).

Bei Typ-I-Diabetikern ist die Situation ähnlich, wenn auch diese Patienten durch Lektüre und Informationsschriften oder den Besuch von Vortragsveranstaltungen meist zahlreiche Teilinformationen besitzen. Das Betreuungsdefizit kann weder durch die Diabeteszentren noch durch die Laienorganisationen aufgefangen werden. Zur Bildung von Selbsthilfegruppen sind nur wenige Diabetiker bereit. Es ist kein Zweifel, daß in der Diabetikerbetreuung ein gewaltiger Nachholbedarf besteht. Neben den allgemeinen Schwierigkeiten, die letztlich mit jedem Diabetiker gelöst werden müssen, gibt es zahlreiche Spezialprobleme, z. B. beim

Auftreten somatischer Folge- oder Begleiterkrankungen, bei Isolationstendenzen im höheren Lebensalter oder bei jungen Diabetikern in der Reifungsphase, auf die besonders Hürter (1977) hingewiesen hat. Die jungen Patienten müssen häufig ihre Ablösung aus 2 hierarchischen Strukturen bewältigen, der Eltern-Kind- und der Arzt-Patienten-Beziehung. Es wäre besser, wenn in der Arzt-Patienten-Beziehung eine hierarchische Abhängigkeit gar nicht erst entstünde. Dann wären auch die Risiken für „overprotection" und ähnliche Schwierigkeiten durch Eltern geringer.

Auf der anderen Seite sollte aber nicht der Eindruck entstehen, daß die modernen Copingstrategien Patentlösungen darstellen.

Probleme der intensivierten Insulintherapie

Daß die Bewältigung des Diabetes mellitus im somatischen wie im psychischen Bereich trotz ganzheitlicher Therapiekonzepte problematisch bleiben kann, läßt sich an vielen Beispielen demonstrieren. Weil die intensivierte Insulintherapie für viele zum Hoffnungsträger für die Prognose geworden ist, seien aus diesem Bereich 2 Konstellationen herausgegriffen, die gehäuft zu Problemen führen: Überforderung des Patienten und falsche Wahl der Therapieziele (Gries et al., im Druck).

Wesentliches Element der intensivierten Insulintherapie ist die Selbstanpassung der Therapie durch den Patienten. Sie beruht auf der Selbstkontrolle des Stoffwechsels, Selbsteinschätzung des Insulinbedarfs, Selbstbestimmung des geplanten Tagesablaufes, besonders der Nahrungsaufnahme und körperlichen Aktivität, und Selbstbestimmung des Therapiezieles. Dem Patienten wächst damit potentiell ein Höchstmaß an Autonomie und Selbstverantwortung, also Freiheit zu. Es gibt viele Beispiele dafür, daß diese Chancen erfolgreich wahrgenommen werden. Trotzdem sind sowohl ketoazidotische als auch hypoglykämische Entgleisungen bei diesen Patienten keine Seltenheit. Sie sind fast nie die Folge ungenügender Kenntnisse, sondern einer Überforderung ihrer Belastbarkeit. Man verkennt leicht, daß eine intensivierte Insulintherapie nicht nur den Freiraum der Patienten erweitert, sondern ihm auch Lasten aufbürdet; diese bestehen zunächst ganz real in der Fülle der täglichen Maßnahmen, die von ihm verlangt werden, aber auch in der Notwendigkeit des ständigen, bewußten Handelns. Diabetiker dürfen sich nicht „'mal treiben lassen". Dannehl (1986) hat das exemplarisch dargestellt. Patienten, die sich zur intensivierten Therapie entschließen, nehmen dies alles oft jahrelang selbstverständlich auf sich. Treten aber zusätzliche Belastungen auf, die sie überfordern, kann es geschehen, daß sie spontan und für die Umwelt oft überraschend aus der intensivierten Therapie einfach aussteigen. Man wird in diesen Fällen von einem Akt psychischer Notwehr sprechen dürfen, der wegen seiner metabolischen Risiken dringend die Hilfe des Arztes erfordert.

Hypoglykämien sind die häufigste Komplikation der intensivierten Insulintherapie. Sie resultieren nicht selten aus einer falschen Wahl der Therapieziele. Patienten, die diese Therapie durchführen, tuen dies selten aus Vergnügen an einer anspruchsvollen Behandlung, sondern vielmehr aus Angst vor Folgeschäden des Diabetes. Sie sind sich klar darüber, daß dabei die Hyperglykämie eine Schlüsselrolle einnimmt. Deshalb setzen sie sich als Therapieziele Blutglukosespiegel, die das Maß des Notwendigen und Sinnvollen weit unterschreiten.

Dieser Hinweis macht deutlich, daß die Betreuung von Diabetikern neben der Führung zur Akzeptanz und der Wissensvermittlung zum somatischen Management weitere Elemente enthalten muß. Die Eingrenzung der Krankheit ist dabei besonders wichtig. Der Diabetes als abstrakte, diffuse Bedrohung muß definiert und begrenzt werden. Nur dann kann der Diabetiker seine Krankheit in seine Persönlichkeit integrieren, ohne daß sie unsinnige, weil gefährliche und überflüssige Tribute von ihm fordert.

Ich hoffe mit diesen Ausführungen gezeigt zu haben, daß die psychische Betreuung des Diabetikers ebenso wichtig ist wie die Führung seines Stoffwechsels. Sie ist nicht mit einem Schulungs- und Motivationstraining zu verwechseln. Psychische Betreuung ist auch kein einmaliges Ereignis. Sie muß den Patienten lebenslang begleiten. Daraus ergibt sich, daß der Arzt diese Aufgabe auch nicht Zentren überlassen darf, sondern sich ihr selbst stellen muß, wenn und so lange er Diabetiker betreuen will.

Literatur

1. Alexander F (1971) Psychosomatische Medizin. De Gruyter, Berlin
2. Auerbach L (1887) Über das Verhältnis des Diabetes mellitus zur Affektion des Nervensystems. Deutsch Arch Klin Med 41: 484–506
3. Baker L, Barcai A (1970) Psychosomatic aspects of diabetes mellitus. In: Hill OW (ed) Modern trends in psychosomatic medicine 2. Butterworth, London, pp 105–123
4. Binswanger C, Herrmann JM (1981) Psychosomatische Aspekte des Diabetes mellitus. In: Ucxküll T von, Adler R, Herrmann JM, Köhle K, Schonecke O, Weslack W (Hrsg) Lehrbuch der psychosomatischen Medizin. Urban & Schwarzenberg, München Wien Baltimore, S 668–676
5. Bradley CL, Marteau TM (1986) Towards an integration of psychological and medical prospectives of diabetes management. In: Alberti KGMM, Krall LP (eds) The diabetes annual 2. Elsevier, Amsterdam, pp 169–184
6. Cremerius J (1978) Zur Theorie und Praxis der Psychosomatischen Medizin. Suhrkamp, Frankfurt am Main
7. Dannehl K (1986) Ich kann nicht, ich darf nicht, ich soll nicht. Med Trib 35 a: 8–9
8. Dupius A, Jones RL, Peterson CM (1980) Psychological effects of blood glucose self-monitoring in diabetic patients. Psychosomatics 21: 581–591
9. Francheschi M, Cecchetto R, Minicucci F, Smizue S, Baio G, Canal N (1984) Cognitive processes in insulin-dependent diabetes. Diabetes Care 7: 228–231
10. Gfeller R, Assal JP (1983) Developmental stages of patient acceptance in diabetes. In: Assal JP, Berger M, Gay N, Canivet J (eds) Diabetes education. Exerpta Medica, Amsterdam, pp 207–218
11. Gries FA, Berger H, Toeller M (im Druck) Komplikationen der intensivierten Insulintherapie. Therapiewoche
12. Hauser ST, Pollets D, Turner BL, Jacobson A, Powers S, Noam G (1979) Ego development and self-esteem in diabetic adolescents. Diabetes Care 2: 465–471
13. Hauser ST, Jacobson AM, Noam G, Powers S (1983) Ego development and selfimage complexity in early adolescence: Longitudinal studies of psychiatric and diabetic patients. Arch Gen Psychiatry 40: 325–332
14. Holmes CS, Koepke KM, Thompson RG, Gyves PW, Weydert JA (1984) Verbal fluency and naming performance in type I diabetes at different blood glucose values. Diabetes Care 7: 454–459

15. Hürter P (1977) Der Diabetes bei Kindern und Jugendlichen. Springer, Berlin Heidelberg New York
16. Hürter H, Hürter P (1980) Psychologische Betreuung diabetischer Kinder und Jugendlicher und ihrer Eltern. Monatsschr Kinderheilkd 128: 11–15
17. Jacobson AM (1986) Current status of psychological research in diabetes. Diabetes Care 9: 546–548
18. Jacobson AM, Hauser ST, Powers S, Noam G (1982) Ego development in diabetics in a longitudinal study. In: Laron A, Galatzer A (eds) Psychological aspects of diabetes in children and adolescents. Krager, Basel, pp 1–8
19. Jochums J (1979) Psychologisch-pädagogische Probleme bei der Behandlung von Kindern mit Diabetes mellitus. Dtsch Ärztebl 7: 437–440
20. Joslin EP (1919) A diabetic manual. Lea & Febiger, New York
21. Jost A (1985) Zur Nosologie des Diabetes mellitus mittels Clusteranalyse. Dissertation, Universität Köln
22. Kämmerer W, Reindell A (1977) Psychosomatische Aspekte des Diabetes mellitus. Z Psychosom Med Psychoanal 23: 351–362
23. Katsch G (1930) Produktive Fürsorge für Zuckerkranke. Dtsch Med Wochenschr 56: 1941–1943
24. Kemmer FW, Bisping R, Steingrüber HJ, Baar H, Hardtmann F, Schlaghecke R, Berger M (1986) Psychological stress and metabolic control in patients with type I diabetes mellitus. N Engl J Med 314: 1078–1084
25. Kübler-Ross E (1969) On death and dying. MacMillan, New York
26. Lawrence RD (1925) The diabetic life. Churchill, London
27. Lohmann R, Meuter F, Petrides P, Grüneklee D (1976) Persönlichkeitsbild und soziales Verhalten des erwachsenen Diabetikers. Med Welt 27: 1997–2002
28. Meuter F (1979) Nosologische Analyse leistungspsychologischer Merkmale bei Diabetes mellitus. Dissertation, Universität Bonn
29. Meuter F, Thomas W, Gries FA, Lohmann R, Petrides P, Voges B (1982) Persönlichkeitspsychologische Untersuchungen an Patienten mit Diabetes mellitus. Diagnostik 15: 912–918
30. Noorden C von, Isaac S (1927) Die Zuckerkrankheit. Frankfurt, S 84–85, 95–101
31. Perlmutter LC, Hakami MK, Hodgson-Harrington C, Ginsberg J, Katz J, Singer DE, Nathan DM (1984) Decreased cognitive function in aging non-insulin dependent diabetic patients. Am J Med 77: 1043–1048
32. Ryan C, Vega A, Drash A (1985) Cognitive deficits in adolescents who developed diabetes in early life. Pediatrics 75: 921–927
33. Schlenk EA, Hart LK (1984) Relationship between health locus of control, health value, and social support and complicance of persons with diabetes mellitus. Diabetes Care 7: 566–574
34. Seigler DE, La Greca A, Citrin WS, Reeves ML, Skyler JS (1982) Psychological effects of intensification of diabetic control. Diabetes Care [Suppl 1] 5: 19–23
35. Toeller M (1984) Neue Perspektiven in der Diabetestherapie. Verstärkte Kooperation zwischen Arzt und Diabetiker. Inf Arzt 11: 18–28
36. Toeller M (1985a) Diätschulung des Typ-II-Diabetikers: Aufwand und Nutzen. In: Drost H, Gries FA, Jahnke K (Hrsg) Der nicht insulinabhängige Diabetes mellitus (Typ II). Schattauer, Stuttgart New York, S 171–180
37. Toeller M (1985b) Das Problem der Patientencompliance. Schulung bei Typ-I- und Typ-II-Diabetikern in der Praxis. Med Welt 37: 1013–1017
38. Toeller M (1986) Diabetikerschulung: Ziele, Durchführung und Effizienz. Med Klin 81: 181–186
39. Toeller M, Koschinsky T, Gries FA (1983) Diabetes mellitus – neue Entwicklungen. Basistherapieschulung und Erfolgskontrolle. Therapiewoche 33: 2633–2646

Verständigungs- und Kooperationsmöglichkeiten mit Zuckerkranken aus psychosomatischer Sicht

W. Kämmerer

Einleitung

Zahlreiche Befunde weisen darauf hin, daß es sich beim Diabetes mellitus - beim Typ I wie beim Typ II - um ein vielgestaltiges syndromatisches Krankheitsbild handelt. In gleicher Weise scheint auch ein ganzes Bündel unterschiedlicher psychosozialer Faktoren für das Krankheitsgeschehen von Bedeutung. Dieses ist offensichtlich so komplex, daß die kritische Sichtung der vorliegenden Untersuchungsergebnisse keine prospektiv gesicherten Befunde von überindividueller Bedeutung belegen kann. Im täglichen ärztlichen Umgang mit Zuckerkranken hingegen scheint die Bedeutung solcher Faktoren für den Verlauf der Krankheit beim einzelnen Patienten offensichtlich. Jeder Hausarzt weiß aufgrund langjähriger Erfahrung oft recht genau, worin die „kritischen Situationen" in Familie und Beruf usw. für die von ihm betreuten Zuckerkranken bestehen, also wann er mit Entgleisungen des Stoffwechsels bzw. „Revolten" gegen das Behandlungsregime zu rechnen hat.

Für das Erleben des Erkrankten hat die Zuckerkrankheit die Besonderheiten aller Stoffwechselerkrankungen: Ganz vordergründig ist sie eine Krankheit, die in der „Verborgenheit des Leiblichen" existiert und nur in ihren Folgen und Komplikationen erlebt und sichtbar wird. Zu Beginn und gut eingestellt verursacht sie weder Schmerzen, noch ist sie einem Patienten irgendwie anzumerken. Dieser fühlt sich sogar eher wohler, wenn der Arzt „ihn" nicht ganz so streng einstellt. Nach Ausbruch muß diese Krankheit wie ein preußischer Zuchtmeister wirken, bei dem man - beim Typ I im Gegensatz zum Typ II - noch nicht einmal ahnt, wofür man denn so gezüchtigt wird. Man soll mit einem Mal so streng reglementiert leben und auf viele orale Genüsse verzichten, daß man leicht zum Außenseiter werden könnte, wenn man nicht ständig sich und die Krankheit erklären würde. Dann aber wiederum wird man leicht zum Kranken, der nicht mehr so viel darf wie die Gesunden. Vielleicht beruht hierauf ein häufiger zu beobachtendes Verhalten von Diabetikern, die nach dem Motto zu leben scheinen: „Verrate möglichst niemandem, daß Du Diabetiker bist!"

Es ist ein großes menschliches Bedürfnis, sich die Dinge zu erklären und Antworten auf Fragen zu suchen, auf die auch der Arzt keine ausreichende Antwort hat. Die Phantasien, anders als die anderen zu sein, erbgeschädigt oder ein Krüppel oder sonstwie vom Schicksal geschlagen, setzen ein und mit ihnen der Kampf dagegen: Vielleicht ist man ja doch nicht anders, vielleicht doch nicht krank, wenn nichts weh tut und man nichts bemerkt. So könnte auch verständlicher werden, warum bei dieser Krankheit Verständnis und Erleben so leicht auseinanderfallen; wie etwa bei dem Umstand, daß viele Diabetiker die akuten und augenscheinlichen Hypoglykämien mehr zu fürchten scheinen als die sich langsam entwickelnden ketoazidotischen Entgleisungen, obwohl sie wissen, das letztere langfristig viel gefährlicher für die Entwicklung von Spätschäden sind.

Schon die Traumatisierung durch die Diagnosestellung muß individuell sowohl vom Patienten wie von seiner Familie verarbeitet werden, bevor die veränderte Lebensführung, der Verlust mindestens von Teilen der bisherigen Autonomie und Unabhängigkeit sowie zahlreiche Befürchtungen hinsichtlich des weiteren Verlaufs und der Spätfolgen angenommen werden können. Trauerarbeit muß also geleistet werden mit all ihren Phasen von Ablehnung und Verleugnung, Auflehnung und wiederholten kritischen Auseinandersetzungen mit den Ärzten, um die Depression überwinden zu können, d.h. nicht in Resignation zu verfallen, sondern allmählich zu akzeptieren, ein Diabetiker zu sein. Um dies alles einigermaßen realitätsgerecht verarbeiten und integrieren zu können, bedarf es einer flexiblen und differenzierten Persönlichkeit in einer hilfreichen Umgebung. Kommen dann aber noch zusätzliche psychische Störungen, Konflikte und außergewöhnliche Belastungen hinzu, wird – dies ist einsichtig – die Fähigkeit eines Kranken, mit derartigen Belastungen umzugehen, rasch abnehmen, und verschiedenartigste psychische Dekompensationsphänomene werden auftauchen. Die adaptative Krankheitsbewältigung (Coping), die Bereitschaft und Fähigkeit zur Zusammenarbeit mit dem behandelnden Arzt sowie die Einhaltung der vorgeschlagenen Behandlung (Compliance) variieren dementsprechend. Die Notwendigkeit zur Optimierung von Verständigung und Kooperation von Arzt und Zuckerkranken sind individuell je nach Schwere der Erkrankung und Belastbarkeit der Persönlichkeit ganz unterschiedlich und müssen stets ein breites Spektrum von Maßnahmen umfassen: von der informativen Aufklärung über erweiterte Sprechstundengespräche bis zur ergänzenden ambulanten psychotherapeutischen und/oder stationären klinischpsychosomatischen Mitbehandlung und/oder ergänzenden Familientherapie.[1]

Der Einfluß derartiger Zusatzmaßnahmen auf die Behandlungsmöglichkeiten Zuckerkranker soll an 3 exemplarischen Fällen dargestellt werden. Daraus möchte ich die Hypothese entwickeln und anhand der Literatur diskutieren, daß ein der Schwere der Krankheit angemessenes Maß an Angst die größte Bereitschaft zur vertrauensvollen Kooperation und damit die günstigsten Verläufe ermöglicht.

Kasuistik

Patientin O. Q.

Eine 33jährige, sehr gepflegte Frau (O. Q.), deren Typ-I-Diabetes seit 7 Jahren bekannt ist und nach der ersten Krankenhausbehandlung bei der Diagnosestellung nicht mehr im Krankenhaus hatte behandelt werden müssen, kommt wegen großer innerer Unruhe in die Krankenhausaufnahme. Da der Blutzucker bei 175 mg/100 ml und HbA$_1$ bei 7,5% liegt, wird ihr zunächst nur eine Beruhigungsspritze gegeben. Sie berichtet, sie habe im Reflocheck zu Hause nur einen Blutzukkerwert von 40 mg/100 ml gemessen. Bis mittags habe sie geschlafen, weder gegessen noch getrunken, noch Insulin gespritzt. Sie selbst stellt gleich einen Zusammenhang ihrer Verfassung mit der Mitteilung ihres Freundes vom Vortag her, daß eine andere Frau im 7. Monat ein Kind von ihm erwarte. Da sie außerdem von jahrelangen morgendlichen Kopfschmerzen berichtet und zum Aufnahmezeitpunkt eine Anisokorie festgestellt wird, wird die stationäre Aufnahme zur Abklärung eingeleitet.[2] Alle Untersuchungen ergeben keine pathologischen Befunde, v. a. keinen Hinweis auf diabetische Folge- und Spätschäden. Zugleich soll der psychosomatische Konsiliarius[3] hinzugezogen werden. Ich hatte damit gerechnet, daß sie diese Maßnahme eher abwehren würde und bin über die Offenheit, mit der sie mich empfängt, überrascht. Sie wirkt weich und verletzlich auf mich. Zunächst lasse ich mir von ihr ausführlich über den Diabetes, ihre bisherigen Behandlungsmaßnahmen und die jetzt im Krankenhaus erfolgte Umstellung, ihren Umgang mit dem Reflocheck, der Diät etc. berichten, bevor wir auf die konflikthafte Situation mit dem Freund ausführlicher zu sprechen kommen. Ich habe den Eindruck, daß gerade diese Reihenfolge die Patientin zwar überrascht, aber in ähnlicher Weise beruhigt, als würde ich vor einem Gespräch mit einem Asthmatiker zunächst einmal dessen Lunge abhören. Zugleich wird mir deutlich, wie sehr diese Patientin sich mit ihrer Krankheit auseinandergesetzt hat. Sie habe großes Vertrauen zu den Ärzten und dem medizinischen Fortschritt und fühle sich eigentlich durch die Krankheit nicht eingeschränkt, da sie sich selbst spritze und die Werte kontrolliere. Dabei nehme sie ihren Reflocheck stets von zu Hause mit. Sie sei gesellig, fahre gerne Ski und fühle sich von ihren Freunden völlig angenommen.

Die volksdeutsche Familie sei vor 18 Jahren in die Bundesrepublik gekommen. Sie erinnere sich an eine unbeschwerte Kindheit mit den beiden älteren Brüdern und deren Freunden. Sie sei die Lieblingstochter des Vaters gewesen, die Mutter sei „wie aus dem Bilderbuch". Heute noch halte die Familie sehr zusammen. 18jährig habe sie einen 10 Jahre älteren staatenlosen Vollwaisen geheiratet. Sie habe geglaubt, aus der warmen Geborgenheit des Elternhauses in die Geborgenheit einer Ehe wechseln zu können, ohne rechte Vorstellungen davon zu haben. Sie hätte sich an ihren Ehemann geklammert, bis diesem offensichtlich „die Luft ausgegangen" sei. Völlig überraschend für sie habe er von heute auf morgen erklärt, daß er so nicht weiterleben und die Ehe verlassen wolle. Sie hätte dies damals gar nicht recht verstehen können, da die Ehe für sie gut gewesen sei. Dennoch sei sie nach 4 Ehejahren zu ihren Eltern zurückgekehrt. Kurze Zeit später sei sie die Beziehung zu ihrem jetzigen Freund, zugleich ihrem Arbeitgeber, eingegangen. Eigentlich habe er ihr in diesen 10 Jahren alles gegeben, wovon sie früher geträumt hätte. Seit einem Jahr wisse sie nun, daß ihr Freund die Beziehung zu der anderen Frau, die jetzt ein Kind von ihm erwarte, wieder aufgenommen habe. Sie selbst hätte in dieser Zeit versucht, sich von ihm zu trennen, doch habe er sie immer wieder zu sich zurückholen können. Mit der anderen Frau habe ihr Freund bereits zusammengelebt, bevor er sich ihr zugewandt habe. Nach der ersten schweren Enttäuschung in der Ehe befürchte sie nun, daß sie sich vielleicht nie mehr ganz einem Mann öffnen und anvertrauen könne.

Die Patientin bat um eine Psychotherapie, um sich über ihre Gefühle zu diesem Mann klarer zu werden, aber auch weil sie der auffällige Zusammenhang mit der jetzigen Krankenhausaufnahme sehr beunruhigt habe. In den ersten Stunden berichtete sie viel von ihrer Beunruhigung über die anhaltenden Blutzuckerschwankungen, die seit der Umstellung auf ein anders Insulin mit neuen Berechnungen und Injektionen mittels Penfill aufgetreten seien.[4] Sie habe durch das neue Gerät zwar nochmals mehr Freiheit und Autonomie gewonnen, doch müsse sie nun ständig kontrollieren und rechnen, was sie zwar gut könne, sie jedoch zwinge, sich ständig mit ihrer Krankheit auseinanderzusetzen, im Gegensatz zu früher. Die Umstellung auf dieses Gerät habe ihr auch deshalb Angst gemacht, weil sie das Altinsulin wegen der raschen Blutzuckersenkung als ein „Teufelszeug" fürchte. Sie wisse, wie rasch sie etwa beim Autofahren hypoglykämisch werden könne, obwohl sie stets Zucker bei sich trage. Außerdem habe sie den Eindruck gewonnen, daß sich ihre „Bauchspeicheldrüse immer noch nicht recht an diese Insulinumstellung gewöhnen" konnte.

In der 6. Stunde, 4 Wochen nach dem Erstkontakt – die Patientin war inzwischen seit etwa 2 Wochen nach Hause entlassen worden und arbeitete wieder – berichtete sie von einem Abendessen, zu dem sie ihr Freund eingeladen habe. Da sie selbst immer ganz offen sei, habe sie dasselbe von ihrem Freund erwartet. Wiederum habe er jedoch den ganzen Abend nicht über die jetzt entstandene Situation gesprochen und so getan, als wäre eigentlich gar nichts passiert, obwohl sie doch den Kontakt zu ihm deutlich eingeschränkt hätte. Es sei ihr darüber plötzlich so übel geworden, daß sie mit Magenschmerzen hätte aufstehen und nach Hause gebracht werden müssen. Dabei sei ihr unklar geblieben, ob dies nun an der Situation mit dem Freund, einer erneuten Stoffwechselentgleisung oder dem neuen Insulin gelegen habe. Zu Hause hätte sie dann noch eine – wegen des ausgefallenen Abendessens – umfangreichere Spätmahlzeit hinuntergewürgt. Am nächsten Morgen habe sie wiederum nur einen Blutzuckerwert von 50 mg/100 ml gemessen. Nach dem Frühstück habe sie zunächst kein Insulin gespritzt; um 10.30 Uhr Blutzuckerkontrolle mit 90 mg/100 ml und Gabe von 4 IE Altinsulin, um 13.00 Uhr bei einem Wert von 300 mg/100 ml 8 IE mit einer Mahlzeit; um 16.00 Uhr habe der Blutzucker schließlich erneut bei nur 60 mg/100 ml gelegen, was sie jetzt zunehmend beunruhigt habe. Seit 2 h sei auch ihr Freund wieder bei ihr gewesen und habe wieder nicht über das gemeinsame Problem gesprochen. Sie habe sich zuvor schon lustlos und matt gefühlt, es sei ihr „übel gewesen". Dazu kommentiert sie: Wenn nur eines nicht stimme, der Zucker oder die persönliche Situation, so gehe es meist noch. Wenn sie sich seelisch belastet fühle, habe sie schon oft Blutzuckerschwankungen bis zu 390 mg/100 ml gehabt. Aber wenn eben beides nicht mehr in Ordnung sei, dann sei es ganz schlimm. – Der Freund sei dann nach Hause gegangen, sie habe schließlich auch den Blutzucker wieder in den Griff bekommen. Am nächsten Tag habe sie sich von ihrem Hausarzt jedoch wieder auf ihre frühere starre Diät-Insulin-Kombination umstellen lassen, was ihr die frühere Sicherheit zurückgegeben habe.

Das Zusammenspielen des Erlebens persönlicher Belastungen und der Blutzukkerschwankungen erscheint mir in dieser Sequenz in besonderer Weise verdichtet. Diese intelligente und kooperative Patientin weiß sehr gut über ihre Krankheit und die Behandlungsmöglichkeiten Bescheid und hat die Notwendigkeit verinnerlicht. Man kann sagen, es ist ihre persönliche Krankheit geworden. Hinter einem auf Unabhängigkeit und Souveränität bedachten Verhalten scheint sie jedoch ihre

Wünsche nach Geborgenheit und Sicherheit, ihre Sehnsüchte als Frau zu verbergen. Statt selbst das Gespräch über die Situation mit dem Freund zu eröffnen, ihn mit Anklagen, Vorwürfen oder dergleichen zu überschütten, versucht sie kühl und gelassen zu wirken, als mache ihr alles nichts aus. Zugleich spricht die Szene für sich.

Im Selbsterleben der Patientin verdichten sich die persönlichen Probleme mit Schwierigkeiten in der Zuckereinstellung. Sie stellen jedoch die gesamte Behandlung der Zuckerkrankheit nicht grundsätzlich vor schwerwiegende Probleme, auch wenn die Gleichzeitigkeit der Umstellung in der Diabetesbehandlung mit der Enttäuschung über ihren Freund die Fähigkeit der Patientin zur Kooperation und Bewältigung der Erkrankung zu diesem Zeitpunkt überfordert zu haben scheint. Auf das plötzliche Gewahrwerden dieser Patientin, wie enttäuscht und verlassen sie sich fühlt, sei besonders hingewiesen. Ich komme darauf zurück.

Die beiden nächsten Patienten hatten auf der klinisch-psychosomatischen Station vom Typ B (Bundestagsenquête 1975) der Heidelberger Medizinischen Klinik[4] behandelt werden müssen, weil eine rein internistische Behandlung des Typ-I-Diabetes im einen Fall an dem schweren Autonomie-/Abhängigkeitskonflikt und im anderen an der rigiden Verleugnung der Krankheit und allen Notwendigkeiten ihrer Behandlung gescheitert war.[5]

Patient N. F.

Die spezielle psychosomatisch-psychotherapeutische Behandlung war bei dem 20jährigen, etwas jünger wirkenden Patienten N. F. eingeleitet worden, nachdem er seit dem Ausbruch der Zuckerkrankheit vor 2 Jahren in einen Zustand innerer Leere, unterbrochen von aggressiven Durchbrüchen, geraten war und zuletzt zunehmend stärkste Spannungszustände mit dem Gefühl, von innen heraus zu platzen, entwickelt hatte.

Eine ausreichende Einstellung des Diabetes war wegen der ständigen Ausbruchsversuche aus dem therapeutischen Regime unmöglich geworden. Unruhe, Hast und Angst wechselten sich mit starker Sehnsucht nach Ruhe und Geborgenheit ab. Er hatte daraufhin seine Lehre abgebrochen, nur noch sporadisch gearbeitet und sich in sein Elternhaus zurückgezogen. Auf unserer Station wurde der Patient gleichzeitig internistisch und psychotherapeutisch behandelt. Nach anfänglicher Normalisierung des Blutzuckerprofils konnte die Insulinmenge auf fast die Hälfte der Ausgangsdosis reduziert werden. Der Stoffwechsel entgleiste dann erneut in einer Situation, in der bei uns die Überlegung aufgetaucht war, ob der Patient nicht wegen beinahe hypoglykämischer Tagesprofile vielleicht nur mit einer strengen Diät auskommen könnte. Zur gleichen Zeit erlitt nachts im selben Zimmer ein älterer Mitpatient einen schweren epilepsieähnlichen Angstanfall, den er mit großer Angst und innerer Spannung miterlebte. Im Laufe der weiteren Psychotherapie wurde allmählich deutlich, daß durch diesen Anfall bei ihm starke aggressive Phantasien gegen die eigenen Eltern aktualisiert worden waren. Nach deren Bearbeitung ließ ich die Stoffwechsel erneut stabilisieren, nachdem wir uns mit dem Patienten auch darauf geeinigt hatten, die Insulintherapie wie bisher zu belassen, was für ihn einen größeren Freiraum bei der Diät bedeutete.

Der Ausbruch der Zuckerkrankheit war für ihn in eine Zeit der Ablösung vom Elternhaus gefallen. Das Ringen um Autonomie und Selbstbestimmung war damit fast unmöglich geworden. Die Mutter hatte sich für ihn unberechenbar wiederholt in die Krankheit eingemischt und ihm Vorschriften aller Art gemacht, um ihm gleichzeitig vorzuwerfen, daß er selbst nicht ausreichend in der Lage sei, für sich zu sorgen.

Im Schutze der Mitpatienten konnte der Patient sich zunehmend entfalten, nachdem sich zunächst große Erwartungen auf Befriedigung passiver Wünsche mit entsprechenden Enttäuschungen abgewechselt hatten. Jetzt aber konnte er erstmals Angriffe gegen die autoritär erlebten Ärzte und das von ihnen verordnete Diabetesregime vortragen. Seine innere Auseinandersetzung mit dem Vater, an den ihn der ältere Mitpatient erinnert hatte, setzte mit heftigen Gefühlsausbrüchen ein und setzte eine zunehmende Verselbständigung in Gang. – Der Patient konnte in die hausärztliche Führung zurückkehren. Zusätzliche familientherapeutische Sitzungen waren erwogen worden, kamen aber nicht zustande.[6]

Patient N. E.

Das Beispiel des 28jährigen Patienten N. E., der 15jährig an einem Typ-I-Diabetes erkrankt war und 8 Jahre später im Zusammenhang mit der Polyneuropathie eine sekundäre Fortralabhängigkeit entwickelt hatte, soll aufzeigen, wie begrenzt auch die Möglichkeiten klinisch-psychosomatischer Zusatzbehandlungen sein können, sobald sich schwere Komplikationen und eigengesetzlich ablaufende Spätschäden entwickelt haben. Dieser Patient war inzwischen nahezu erblindet, litt unter starken Schmerzen, hatte sich wegen der Mikro- und Makroangiopathie ein halbes Jahr zuvor den Oberschenkel links amputieren lassen müssen und litt jetzt außerdem an einer schweren Nephro- und Hepatopathie und einer zunehmenden Herzinsuffizienz. Seit der Amputation klagte der Patient über schwere Angst- und depressive Verstimmungszustände sowie Ein- und Durchschlafstörungen. Starke aggressive Durchbrüche, zusammen mit der extremen Krankheitsverleugnung, hatten eine angemessene Behandlung unmöglich gemacht, was zur Aufnahme auf der oben genannten klinisch-psychosomatischen Station führte.

Psychopathologisch lag bei diesem Patienten eine schwere Borderlinepersönlichkeitsstörung mit ausgeprägtem Suchtcharakter vor. Besonders auffällig war dabei die über viele Jahre rigid durchgehaltene Verleugnung[7] aller Probleme, nicht nur im Zusammenhang mit der Erkrankung, sondern auch mit der Familie. Obwohl er nahezu erblindet war, hatte er die Zuckerkrankheit vor seinen Freunden ebenso wie die Fortralabhängigkeit vor seinen Eltern verbergen können. Es war für ihn ein nicht zu ertragendes Stigma, Diabetiker und damit eben anders zu sein. In gleicher Weise sprach er auch nicht über seine uneheliche Tochter, die Probleme mit deren Mutter, von der er getrennt lebte, schon gar nicht über seine eigene uneheliche Geburt. Nach jahrelanger ambulanter Mitbetreuung durch supportive Gespräche und autogenes Training gab er schließlich den Widerstand gegen weiterführende Maßnahmen auf und war bereit gewesen, auf die klinisch-psychosomatische Bettenstation zu kommen. Dort wirkte er extrem hilfsbedürftig, weich und labil, dabei bemüht, keinerlei Schwächen sichtbar werden zu lassen. Da bei diesem Patienten alles aus dem Gleichgewicht geraten zu sein schien, war es unser Ziel, ihm das Ausmaß seiner schweren, sich eigengesetzlich verschlechternden Krankheit in einem von heftigsten Ausbruchs- und Rückzugstendenzen begleiteten Trauerprozeß näherzubringen, um ihm einen möglichst adäquaten Umgang mit den komplexen Notwendigkeiten seiner Behandlung zu ermöglichen. Daß dies aufgrund der schweren Persönlichkeitsstörung nur teilweise gelingen würde, war von vornherein abzusehen. Für die Mitarbeiter auf der Station nahmen die Ausbrüche von Wut und Verzweiflung des Patienten oft ein bedrohliches Ausmaß an. Hinzu kamen die Gefühle eigener Hoffnungslosigkeit, die nur schwer zu ertragen waren. Nach einer Phase gewisser Stabilisierung verstarb er 2 Jahre später an den Komplikationen.

In unserer 1. Kasuistik ist deutlich, daß eine befriedigende Einstellung des Stoffwechsels über 7 Jahre ohne Komplikationen möglich gewesen war, solange die Patientin sich in einer einigermaßen stabilen und überschaubaren persönlichen Situation befunden hatte. Wegen einer konflikthaften neurotischen Partnerbeziehung war ein Psychotherapeut hinzugezogen worden. Im 2. Beispiel hatte der intrapsychische Abhängigkeits-/Autonomiekonflikt des Patienten gegenüber der Adaptation an die Krankheit ein solches Übergewicht gewonnen, daß eine realitätsgerechte Anpassung an die Notwendigkeiten der Behandlung zunehmend zur Ausnahme geworden war. Dies war in der 3. Kasuistik dann sogar die Regel. Bei diesem Patienten lag eine so ausgeprägte Persönlichkeitsstörung vor, daß diese vorrangig hätte bearbeitet werden müssen, um die Voraussetzungen für eine angemessene Kooperation erst einmal herzustellen, wozu der Patient jedoch bis zum Auftreten schwerster Komplikationen nicht bereit gewesen war.

Diskussion

Entsprechend den beiden Hauptströmungen über das, was als „Psychosomatik" aufzufassen sei, finden sich in der Literatur 2 konzeptuelle Schwerpunkte, die etwas pauschal als der „Psychogenese"- bzw. der „multifaktorielle" oder der „holistische" Standpunkt charakterisiert werden können (vgl. dazu die Übersicht von Lipowski 1984). Genau genommen ergänzen sich beide theoretischen Standpunkte.

Den psychodynamischen Überlegungen über die Bedeutung akuter Verlustereignisse liegt ein Bezug zu prädisponierenden frühen Traumatisierungen zugrunde: Streß wird dann als „Schlüsselreiz" von individueller Bedeutungshaftigkeit, gemäß dem Konzept des Wiederholungszwanges vor dem Hintergrund einer individuell spezifischen Traumatisierung bzw. unbewußten Konfliktdynamik, verstanden. Entsprechend bemühten sich die Untersucher um eine Konzeptualisierung der Befunde, die man unter tiefenpsychologischen Gesichtspunkten bei Diabetikern erhoben hatte (vgl. die Übersichten von Cremerius et al. 1956/57; Kämmerer u. Reindell 1977). Es ist jedoch die Einzigartigkeit eines bestimmten Traumas, der für den Einzelfall eine spezifische Bedeutung zugeschrieben werden kann (Christian u. Hahn 1972), daß diese an wenigen retrospektiv untersuchten Patienten erhobenen Befunde nicht generalisiert werden können. Dies gilt ebenso für die Überlegungen zur Spezifität der Persönlichkeitsstruktur, Kindheit, Auslösesituation etc. Diese Studien bleiben vage und ohne generalisierbare Aussagen (Creed 1985).

In zahlreichen Untersuchungen versuchte man – dem multifaktoriellen Konzept[9] folgend – den Einfluß von belastenden, manifesten oder bedrohenden Lebensereignissen („life events") auf die hormonelle Situation diabetischer wie nicht diabetisch erkrankter Personen zu erforschen. Diese Befunde sind gleichfalls widersprüchlich geblieben (vgl. die Übersicht von Barglow et al. 1984; Jacobs et al. 1985). Den meisten dieser Arbeiten haften gravierende methodische Mängel an, was angesichts der Komplexität der Problematik nicht verwundert.

Gewöhnlich wird Streß als Ursache einer Antwort bezeichnet, die eine Änderung des Verhaltens oder des „inneren Milieus" (Bernard 1957) des Organismus als Antwort bewirkt. Das quantitative Ausmaß von Streß wird anhand der Fähigkeit, den Streß zu bewältigen (Coping), bestimmt. Ist die Streßbewältigung optimal und ausreichend, so ist sie rasch vorüber, und die Veränderungen im System kehren auf das Niveau der Ausgangslage zurück (generelles Adaptationssyndrom). Ist die Antwort hingegen ungenügend, bleiben Veränderungen dessen bestehen, was als optimal für die Gesamtfunktion des Organismus in biologischer, psychologischer und sozialer Hinsicht angesehen werden kann, es kommt zur „Krankheit". Das Problem der Kennzeichnung von Streß liegt nicht nur in der Definition, Identifikation und Konzeptualisierung der Belastungsfaktoren, sondern auch darin, daß von Streß immer dann gesprochen wird, wenn eine identifizierbare und zugleich meßbare Antwort eines Individuums auf eine belastende Situation zu einem bestimmten Zeitpunkt feststellbar zu sein scheint. Es erhebt sich die Frage, ob man nur dann von belastenden Situationen sprechen darf, wenn man eine Antwort zu erhalten meint bzw. diese identifizieren kann. Hinzu kommt die Frage des Zeitpunktes: Mit welcher Verzögerung können/müssen Veränderungen noch in Beziehung zur Belastung gesetzt werden, um als Streßantworten bezeichnet werden zu können? (Kimball 1982).

Die Einflüsse psychosozialer Risikofaktoren als Stressoren auf das Krankheitsgeschehen lassen sich noch am ehesten durch komplexe kybernetische Kreismodelle wechselseitiger Einflußnahme der somatischen, psychischen und sozialen Bedingungen beim einzelnen darstellen. Bislang ist es jedoch noch nicht gelungen, Streßmodelle zu konstruieren, die dieses Problem ausreichend und quantifizierbar darstellen konnten. In neueren Untersuchungen wurde jetzt der Versuch unternommen, die Bedeutungshaftigkeit der jeweils belastenden Situationen für den Zuckerkranken zu berücksichtigen und zu quantifizieren (Robinson u. Fuller 1985; Peyrot u. McMurry 1985). Ohne große prospektive Studien werden sich diese Zusammenhänge jedoch nicht in befriedigender Weise lösen lassen.

Die Ergebnisse psychosomatischer Forschung legen den Schluß nahe, daß die Beteiligung psychischer Faktoren mehr für den Verlauf als für die Ätiologie und Pathogenese von Bedeutung sind. Jede Krankheit verlangt Anpassung als Krankheitsbewältigung. Entsprechend den Möglichkeiten der jeweiligen Persönlichkeit („Ich-Entwicklung") kann man der adaptiven Anpassung die Abwehrmechanismen im psychoanalytischen Sinn zur Seite stellen, die jedem Menschen der Erhaltung seines seelischen Gleichgewichts dienen. Gelingt weder eine ausreichende Anpassung noch Abwehr, kommt es zu Erscheinungen der Ich-Dekompensation mit entsprechenden psychopathologischen Manifestationen. Als Beispiel mag die

„selektive Wahrnehmung" dienen, die gerade beim Zuckerkranken von größter Bedeutung ist. Ich meine die „innere Selbstwahrnehmung" der oft nur geringfügigen Veränderungen, die am Anfang einer beginnenden Stoffwechselentgleisung stehen. Die Konzentration auf die erforderlichen Notwendigkeiten in einer solchen Situation wäre die gelungene adaptive Bewältigung. In unserem 1. Beispiel war dies der Patientin erfolgreich möglich gewesen, solange nicht die Belastung durch den Partnerkonflikt hinzugekommen war. Eine Form einer weniger differenzierten seelischen Abwehr hingegen wäre die Verleugnung von einzelnen Notwendigkeiten der Behandlung, vielleicht nur für eine gewisse Zeit. Das Problem scheint solange für das Bewußtsein nicht mehr existent zu sein. In unserer 2. Kasuistik waren solche Phänomene zu beobachten gewesen. In extremem Umfang war dies beim 3. Patienten der Fall. Ausdruck einer akuten drohenden psychischen Dekompensation wäre schließlich entweder eine läppische Reaktion oder etwa eine parasuizidale Haltung des Nichtstuns angesichts vitaler Bedrohung. Daß zudem durch die Eigengesetzlichkeit der physiologischen Abläufe der Stoffwechsel im Gehirn Veränderungen unterliegt, die ein nüchternes Urteil des Patienten u. U. einfach nicht mehr zulassen, macht die Beschreibung dieser Phänomene nicht leichter. Es kommt also stets auf das Zusammenspiel der verschiedenartigen Belastungen mit den individuellen Fähigkeiten, sie zu bewältigen, an (Heim et al. 1983).

In diesem Zusammenhang wird auch deutlich, warum auch im Einzelfall der Einfluß bestimmter belastender Ereignisse, wie etwa eine Liebesenttäuschung, von unterschiedlicher Auswirkung auf den Stoffwechsel sein dürfte. Diese Überlegung könnte m. E. die Widersprüchlichkeit neuerer Untersuchungen über den Zusammenhang aktueller und persönlichkeitsbedingter Angst mit der Entwicklung schwerer Retinopathien erhellen. In der einen Untersuchung (Jacobson et al. 1985) bewirkte ein Zuviel an Angst, die sich in verschiedenen psychopathologischen Auffälligkeiten manifestierte, einen deutlich schlechteren Verlauf hinsichtlich der Stabilität der Einstellung der Zuckerkrankheit sowie der Entwicklung von schweren Retinopathien. In der anderen Untersuchung (Sinzato et al. 1985) hingegen hatten die Patienten mit größerer persönlichkeitsbedingter Angst statistisch signifikant weniger Retinopathien bei gleicher Krankheitsdauer. Die Patientin mit schweren Retinopathien (Schweregrad > 3) galten als sozial deutlich besser angepaßt und klagten weniger, obwohl sie gleichzeitig häufiger die Diät und die Medikamente vernachlässigt hatten. Doch könnte dieser Widerspruch damit zu erklären sein, daß ein der Bedrohung durch die Krankheit angemessenes Maß an Angst von entscheidender Bedeutung für die Bewältigung und damit für den Verlauf ist. Eine verleugnende Abwehr führt zwar zu deutlich weniger Klagsamkeit, aber auch zu weniger Aufmerksamkeit auf die Krankheit insgesamt. Eine auch emotional angemessene Aufmerksamkeit auf die Gefahren ermöglicht langfristig eine deutliche bessere Adaptation an die Krankheit und eine Bereitschaft, mit den behandelnden Ärzten zu kooperieren, auch wenn diese Patienten oftmals klagsamer sind. Dies konnte in einer Metaanalyse von 26 Studien nachgewiesen werden (Mullen u. Suls 1982).

Auf die Bedeutung bestimmter emotionaler Einflüsse für den Verlauf verweist die Hypothese von Groen (1973). Das plötzliche Gewahrwerden von fehlender Geborgenheit und emotionaler Verlassenheit könnte als eine „spezifische pathogenetische Gemütskonstellation" bei Diabetikern angesehen werden, die zu ketoazidotischen Stoffwechselentgleisungen führen könnte. Angstzustände hingegen führten seiner Erfahrung nach nicht zu solchen Stoffwechselentgleisungen. Bei seinen jüdischen Patienten habe er während der Besatzungszeit keine nennenswerten Dekompensationen oder Verschlechterungen erlebt, obwohl alle schreckliche Angst vor Verhaftung und Deportation gehabt hätten. Hätten sich hingegen Konflikte zugespitzt, in denen der Patient das Gefühl entwickelt hätte, daß sein behandelnder Arzt ihn womöglich nicht länger behandeln würde, dann seien allerdings schwerste Stoffwechseldekompensationen entstanden.

Zu den oben ausgeführten Einwänden bei der Bewertung retrospektiver Untersuchungen könnten in diesem Fall noch soziokulturelle Unterschiede hinzukommen, da die Untersuchungen von Sinzato in Japan und die von Groen in Holland durchgeführt wurden. Interessant scheint mir jedoch, daß die Patientin der 1. Kasuistik genau eine solche „Gemütskonstellation" des plötzlichen Gewahrwerdens emotionaler Verlassenheit aufwies.

In der Arzt-Patienten-Beziehung mit Diabetikern wird sich also stets die augenblickliche psychische Verfassung des Patienten widerspiegeln, die aus den genannten Gründen großen Schwankungen unterliegt. Es trägt sich in ihr die Ambivalenz gegenüber der Krankheit und den behandelnden Ärzten aus, die verbieten, reglementieren und zugleich lebensrettende Hilfe bieten. Der Arzt soll der „starke Vater/die starke Mutter" sein, der/die die Oberaufsicht führt – gegen ihn/sie kann man rebellieren – und zugleich soll er/sie Verständnis zeigen und nicht bevormunden – von ihm/ihr kann man Trost und neuen Mut bekommen. Es wird deutlich, daß sich darin die Tragfähigkeit früherer vertrauensvoller Beziehungen erweist.

Nicht nur der Patient, sondern ebenso sein Partner und die gesamte Familie müssen in einem langwierigen Wachstumsprozeß immer wieder unterstützt, ermutigt und ggf. auch einer speziellen psychosomatisch-psychotherapeutischen Ergänzungsbehandlung zugeführt werden, damit sie durch Trauerarbeit immer aufs Neue die Krankheit und ihre eigengesetzlich sich entwickelnden Komplikationen bewältigen können. Allein die Frage: „Und wie ist Ihnen dabei jetzt zumute?", sollte von allen an der Behandlung Beteiligten immer wieder gestellt werden, v.a. beim Auftritt von Komplikationen, erneuten Dekompensationen oder Veränderungen der Therapie. Diese Frage wird dem Patienten helfen, in einen Prozeß der gefühlshaften Reflexion, die Trauerarbeit, einzutreten. Die Reaktion darauf wird den Behandlern wesentliche Auskünfte über die Fähigkeit des Patienten, mit den aktuellen Belastungen umzugehen und diese zu intergrieren, geben. Diese Frage sollte auch die Angehörigen einbeziehen, um mit ihnen und dem Patienten gemeinsam die Befürchtungen und Erwartungen hinsichtlich Komplikationen, v.a. der Erblindung und sexueller Probleme, zu besprechen. Allein diese Maßnahme stabilisierte die Situation und das Behandlungsmanagement, gerade weil die Ängste und Befürchtungen zutage treten konnten (Jensen 1985). Zugleich ergibt sich daraus für die Behandler ein gutes Bild der aktuellen Fähigkeit des Patienten und seiner Familie, die Krankheit bewältigen zu können. Die Kenntnis dieser Bedingungen scheint gerade für den nicht psychotherapeutisch tätigen Diabetologen wichtig, um in dieser Weise riskierte Patienten frühzeitig einer psychosomatisch-psychotherapeutischen Ergänzungsbehandlung zuführen zu können.

Zusammenfassend kann also festgehalten werden, daß der Fähigkeit der psychosozialen Krankheitsbewältigung für den Verlauf eine wichtige, in Einzelfällen vielleicht gar entscheidende Bedeutung zukommt. Die Fähigkeit hierzu ist von soziokulturellen Einflüssen ebenso wie von der Persönlichkeitsentwicklung abhängig. Streß und belastende Lebensereignisse sind unzweifelhaft von Bedeutung, können aufgrund zahlreicher theoretischer Grundsatzfragen weder qualitativ noch quantitativ spezifisch gewichtet werden. Dies gilt bereits für den Einzelfall, erst recht für größere Kollektive. Ein der Schwere der Krankheit angemessenes Maß an Angst kann die nötige Aufmerksamkeit für die Behandlung gerade so fördern, daß eine gute vertrauensvolle Zusammenarbeit von Arzt und Patient möglich wird, während ein stark verleugnender Umgang mit der Angst für die Entwicklung von Komplikationen genauso ungünstig zu sein scheint wie schwere Persönlichkeitsstörungen. Die Fähigkeit zur Krankheitsbewältigung ist von verschiedenen, v. a. auch aktuellen Umständen abhängig, so daß eine ausgeprägte psychopathologische Auffälligkeit entweder für eine drohende Dekompensation einer ansonsten gefestigten Persönlichkeit oder auf eine grundlegende Persönlichkeitsstörung hinweist.

Die Eigenart der Stoffwechselkrankheiten, im „Verborgenen" abzulaufen, d. h. nur in ihren Komplikationen und Spätschäden sicht- und spürbar zu werden, stellt besondere Anforderungen an die Bewältigungsstile im Sinne eines fortwährenden Prozesses. Abhängigkeits- und Autonomiekonflikte sind dadurch erheblich erschwert. Diese ambivalenten Gefühle spiegeln sich immer aufs Neue in der Arzt-Patient-Beziehung wider. Dabei ist es wichtig, den Zuckerkranken zur Mitteilung dieser Gefühle anzuregen und Gelegenheit zu geben.

Anhand der Mitteilung von 3 Fällen und der Literatur wurde diese These erörtert.

Anmerkungen

[1] Für den ambulanten Bereich haben sich hierfür „körpernahe" übende Verfahren, wie autogenes Training, funktionelle Entspannung, konzentrative Bewegungstherapie u. ä., besonders bewährt, weil sie die konzentrierte Selbstwahrnehmung, die für den Diabetiker im Notfall in ähnlicher Weise wie etwa für den Asthmatiker so entscheidend ist, in einer entspannten Verfassung üben. Zugleich sind diese Verfahren für viele Patienten leichter akzeptabel als konfliktbearbeitende Psychotherapieformen. Auf diese Weise läßt sich ein psychotherapeutisches Stufenkonzept erarbeiten, an dessen Ende dann weitergehende Maßnahmen wie Einzel- oder Familientherapie akzeptiert werden können.

Das Genfer Modell (Gfeller u. Assal 1979) stellt einen interessanten integrativen Ansatz internistischer und psychotherapeutischer Betreuung dar. In regelmäßigen Abständen werden 12 Diabetiker für 5 Tage auf einer Station des Kantonspitals zu einer integrierten klinischen und psychotherapeutischen Gruppenbehandlung aufgenommen. Während des Aufenthalts findet sowohl eine medizinische Behandlung mit ausgiebiger Diätberatung und Unterrichtung sowie eine Gruppentherapie statt. Diese Patienten werden als geschlossene Gruppe in regelmäßigen Abständen wieder aufgenommen. Von Fall zu Fall werden auch Ehepartner oder Angehörige hinzugezogen. Auf diese Weise soll die notwendige Trauerarbeit in Gang gesetzt werden, um über die psychische Bewältigung zu einer besseren Kooperation und Verständigung zu kommen.

Von einer ambulanten Gruppentherapie mit 15 unausgewählten Diabetikern berichten Petzold et al. (1985). Die Gruppe wurde von den Leitern der Diabetes- und der Psychosomatischen Abteilung der Klinik geführt. Diese Aufteilung erwies sich insofern als problematisch, als die Patienten die Präsenz „ihres" Diabetologen v. a. dazu benutzten, zu „fachsimpeln" und einer Besprechung persönlicher Konflikte und Ängste auszuweichen. Diese Spaltung war nur schwer zu bearbeiten. Dennoch war die Mehrzahl der Patienten nach der Behandlung weniger rigide in ihren Einstellungen und scheute mehr das Krankheitsrisiko als zuvor, was ein Ziel der Behandlung gewesen war.

[2] Herrn Prof. Dr. H.-J. Spech, Chefarzt der II. Medizinischen Klinik am Krankenhaus der Henriettenstiftung in Hannover, danke ich für die vertrauensvolle Zusammenarbeit und die Einsichtnahme in die Krankenakte.

[3] Die Klinik für Psychosomatische Medizin im Krankenhaus der Henriettenstiftung (Chefarzt Dr. med. W. Kämmerer) besteht nach dem Heidelberger Modell (vgl. Anm. 5) aus einer internistisch geführten klinisch-psychosomatischen Station vom Typ B und einem um psychiatrische Kompetenzen erweiterten Konsiliar- und Liaisondienst.

[4] Vor der jetzigen Krankenhausbehandlung war der Diabetes mit einer 16-BE-Diät auf Humaninsulin II (morgens 20 IE, abends 6 IE) eingestellt. Jetzt war umgestellt worden auf 16 IE Ultratard um 22.00 Uhr plus die aus Zuckerwert und verzehrenden BE zu errechnenden IE Altinsulin mittels Penfill, jeweils vor den Mahlzeiten. Dies hatte sie im Krankenhaus trainieren und gut erlernen können. Sie hatte zuletzt im Mittel 22–25 IE Altinsulin bei zufriedenstellenden Tagesprofilen ohne Glukosurie bei 14 BE benötigt.

[5] Die Abteilung für Allgemeine Klinische und Psychosomatische Medizin wurde von V. von Weizsäcker eingerichtet und unter P. Christian und seinem Nachfolger P. Hahn für simultandiagnostische und -therapeutische Behandlungen internistischer psychosomatischer Patienten fortgeführt. Eine der 3 Stationen wurde in besonderer Weise für psychotherapeutische Aufgaben bis zur Familientherapie weiterentwickelt (Typ B gemäß der Bundestagsenquête 1975). Von dieser 14-Betten-Station ist hier die Rede (Hahn 1980; Kämmerer u. Petzold 1981; Bergmann et al. 1986).

[6] Wir haben über diese Patientin schon anderenorts berichtet (Reindell et al. 1976).

[7] Bei Jugendlichen, erst recht bei Kindern mit einem Diabetes, kann eine Familientherapie eine sehr erfolgreiche Maßnahme sein, da sie den Eltern den Abbau von Schuldgefühlen und damit den Trauerprozeß ermöglicht, ein chronisch krankes Kind zu haben. Dies vermindert insbesondere die Isolation des erkrankten Kindes (Minuchin u. Barcai 1973; Jochmus 1974; Cierpka 1982; Herzog 1983).

[8] Das Ausmaß der Verleugnung mag eine Anekdote beleuchten: Während der mehrjährigen vorstationären supportiven Betreuung berichtete der Patient im autogenen Training von einem Schmerz an der rechten unteren Thoraxseite. Durch eine Röntgenaufnahme war bekannt, daß in diesem Bereich eine schwere Pneumonie abgelaufen sein mußte. Erst während des autogenen Trainings konnte der Patient sich durch den erneuten Schmerz wieder daran erinnern, was er zuvor vollständig „vergessen" hatte.

[9] Der „holistische Standpunkt" versucht sämtliche erkennbaren angeborenen und erworbenen biopsychosozialen Risikofaktoren und Einflüsse zu erfassen und von ihrer angenommenen Bedeutung her zu gewichten. Dies kann nur in den verschiedenen theoretischen „Sprachen" geschehen, wodurch die Uneinheitlichkeit der Theoriebildung verständlich wird. Man kann dies am „psychosomatischen Würfel" (Petzold 1986, persönliche Mitteilung) veranschaulichen, dessen 6 Seiten man sich als 3 Paare vorstellen kann, welche die biopsychosozialen Befunde mit den dazugehörigen Theorien – z. B. Pathophysiologie, Psychodynamik und Systemtheorie – auf der gegenüberliegenden Seite versinnbildlichen. Zugleich bleibt alles ein untrennbares Ganzes: ein kranker Mensch in seinen Bezügen.

Literatur

1. Barglow P, Hatcher R, Edidin DV, Sloan-Rossiter D (1984) Stress and metabolic control in diabetes: Psychosomatic evidence and evaluation of methods. Psychosom Med 46: 127–144
2. Bergmann G, Kröger F, Petzold E (1986) Allgemeine Klinische Psychosomatik – Weiterent-wicklung eines Stationsmodells. Gruppenpsychother Gruppendyn 21: 224–235
3. Bernard C (1957) Introduction to the study of experimental medicine. Dover, New York
4. Bundestags-Enquête (1975) Psychiatrie-Enquête: Bericht über die Lage der Psychiatrie in der Bundesrepublik Deutschland: Zur psychiatrischen und psychotherapeutischen/psychosomati-schen Versorgung der Bevölkerung. Bonn (Verh. d. Deutschen Bundestages, 7. Wahlperiode, Bd 211, Drucksache 7/4200)
5. Christian P, Hahn P (1972) Streß aus der Sicht der psychosomatischen Medizin. Therapiewo-che 22: 3699–3700
6. Cierpka M (1982) Der juvenile Diabetiker und seine Familie. Z Psychosom Med 28: 363–384
7. Creed F (1985) Life events and physical illness. J Psychosom Res 29: 113–123
8. Cremerius J, Elhard S, Hose W (1956/57) Psychosomatische Konzepte des Diabetes mellitus. Psyche (Stuttg) 10: 785–794
9. Gfeller R, Assal J-P (1979) Une expérience-pilote en diabétologie clinique et en psychologie médicale: l'unité de traitement et d'enseignement pour malades diabétiques de l'Hôpital can-tonal de Genève. Med Hyg 1346: 2966–2970
10. Groen JJ (1973) The psychosomatic aspects of diabetes mellitus. Med Psychosom 5: 11–27
11. Hahn P (1980) Allgemeine Klinische und Psychosomatische Medizin-Entwicklung und Stand-ort. Springer, Berlin Heidelberg New York (Heidelberger Jahrbücher, Bd 24, S 1–21)
12. Hahn P, Vollrath P, Petzold E (1975) Aus der Arbeit einer klinisch-psychosomatischen Station. Prax Psychother 20: 66–77
13. Heim E, Augustiny K, Blaser A (1983) Krankheitsbewältigung (Coping) – ein integriertes Modell. Psychother Med Psychol 33: 35–40 (Sonderheft)
14. Herzog W (1983) Diabetes mellitus und familialer Lebenskontext. Med. Dissertation, Univer-sität Göttingen
15. Jacobs S, Kosten T, Kasl S, Ostfeld A, Atkins S, Gardner C, Schreiber S (1985) Acute bereave-ment, threatened loss, ego defenses and adrenocortical function. Psychother Psychosom 44: 151–159
16. Jacobson AM, Rand LJ, Hauser ST (1985) Psychologic stress and glycemic control: A compa-rison of patients with and without proliferative diabetic retinopathy. Psychosom Med 47: 372–381
17. Jensen SB (1985) Emotional aspects in diabetes mellitus: A study of somatopsychological reactions in 51 couples in which one partner has insulin-treated diabetes. J Psychosom Res 29: 353–359
18. Jochmus J (1974) Diabetes mellitus im Kindesalter aus psychosomatischer Sicht. Tägl Prax 15: 419–424
19. Kämmerer W, Petzold E (1981) Skizzen der Arbeit auf einer Station für allgemeine klinische und psychosomatische Medizin. Gruppenpsychother Gruppendyn 16: 289–303
20. Kämmerer W, Reindell A (1977) Psychosomatische Aspekte des Diabetes mellitus. Z Psycho-som Med 23: 351–362
21. Kimball CP (1982) Stress and psychosomatic illness. J Psychosom Res 26: 63–67
22. Lipowski ZJ (1984) Waht does the word „psychosomatic" really mean? A historical and se-mantic inquiry. Psychosom Med 46: 153–171
23. Minuchin S, Barcai A (1973) Therapeutisch induzierte Familienkrise. In: Sager CJ, Kaplan HS (Hrsg) Handbuch der Gruppen-, Familientherapie. Kindler, München, S 389–397
24. Mullen B, Suls J (1982) The effectivness of attention and rejection as coping styles: A meta-analysis of temporal differences. J Psychosom Res 26: 43–49
25. Nesse RM, Curtis GC, Thyer BA, McCann DS, Huber-Smith MJ, Knopf RF (1985) Endocrine and cardiovascular responses during phobic anxiety. Psychosom Med 47: 320–332
26. Petzold E, Wahl P, Münz R (1985) Was ist gesichert in der Therapie? Diabetes mellitus: Psy-chosomatik. Arcis, München
27. Peyrot M, McMurry JF (1985) Psychosocial factors in diabetic control: Adjustment of insulin-treated adults. Psychosom Med 47: 542–557

28. Reindell A, Petzold E, Kämmerer W, Deter C (1976) Psychotherapie bei Diabetes mellitus? Prax Psychother 21: 139–143
29. Robinson N, Fuller JH (1985) Role of life events and difficulties in the onset of diabetes mellitus. J Psychosom Res 29: 583–591
30. Sinzato R, Fukino O, Tamai H, Isizu H, Nakagawa T, Ikomi Y (1985) Coping behaviors of severe diabetics. Psychother Psychosom 43: 219–226

Teil V. Stationäre Therapie

Integrative psychosomatische Medizin in der inneren Klinik: Ein gescheiterter Versuch in Köln*

K. Köhle

Zielvorstellungen

Ausgehend von den Wunschvorstellungen des Leiters der I. Medizinischen Klinik, Prof. Dr. Diehl, und meinen Erfahrungen mit dem „Ulmer Modell", wählten wir ein sehr hochgestecktes Ziel: Die Medizinische Klinik I baut innerhalb von 3 Jahren mit Hilfe der Psychosomatischen Abteilung eine eigene internistisch-psychosomatische Arbeitsgruppe auf. Diese Arbeitsgruppe betreibt eine der 5 Krankenstationen der Klinik im Sinne eines integrierten psychosomatischen Arbeitsansatzes und wird später von hier aus andere Stationen konsiliarisch mitversorgen.

Die Aufgaben der Psychosomatiker bestehen im Rahmen dieses Projekts in einer intensiven Beratung und Fortbildung der Internisten und des Pflegepersonals, ausdrücklich nicht in einer unmittelbaren Mitwirkung an der Krankenversorgung.

Dieses Ziel war aufgrund folgender theoretischer Überlegungen und praktischer Erfahrungen gewählt worden:

- Eine Integration der psychosomatischen Medizin setzt eine Erweiterung der Theorie der Heilkunde voraus: Der bisher aus der medizinischen Theorie ausgeschlossene psychosoziale Bereich soll systematisch *in* das medizinische Betrachtungssystem einbezogen werden.
- Die psychologische Betreuung körperlich Schwerkranker gehört zu den Aufgaben des behandelnden Internisten und kann von ihm am besten geleistet werden.
- Der von Herrn Diehl geschätzte Bedarf übersteigt die Kapazität des Konsiliardienstes der Psychosomatischen Abteilung bei weitem; zudem sollten die bekannten systembedingten Nachteile einer konsiliarischen Versorgung vermieden werden.[1]

---

* Kooperationsprojekt zwischen der I. Medizinischen Klinik (Direktor Prof. Dr. V. Diehl) und der Psychosomatischen Abteilung (Leiter Prof. Dr. K. Köhle) der Universität zu Köln; gefördert von der Robert-Bosch-Stiftung, Stuttgart.
[1] Vgl. Anhang: Antrag an die Robert-Bosch-Stiftung, S. 106 ff.).

Ergebnisse und Erfahrungen

Zeitlicher Ablauf

Das Stationsprojekt wurde nach etwa halbjähriger intensiver Vorbereitung am 1. Januar 1986 begonnen, nach 12 Monaten wurde eine ernste Krise manifest, nach insgesamt 15 Monaten mußte es als in der geplanten Form gescheitert angesehen werden. Zu diesem Zeitpunkt waren die zusätzlichen Mitarbeiter, die aus Mitteln der Robert-Bosch-Stiftung finanziert wurden, erst 4 Monate im Projekt tätig. Heute, 18 Monate nach Projektbeginn, haben sich Teile der veränderten Organisation der Stationsarbeit noch erhalten; vor allem durch die intensive Beteiligung der Sozialarbeiterin entspricht die Zusammenarbeit der Psychosomatischen Abteilung mit der Station im übrigen dem Konsultations-Liaison-Modell.

Was haben wir erreicht?

- Die konkrete tägliche Zusammenarbeit auf der Station hat den Umgang zwischen Internisten und Psychosomatikern weit über das bisherige Maß hinaus intensiviert; die unmittelbar Beteiligten haben den Verständnisansatz der psychosomatischen Medizin aufgrund ihrer eigenen Erfahrung sehr viel genauer als bisher kennengelernt und können jetzt auch die Schwierigkeiten besser einschätzen, diesen Ansatz in ihrer konkreten Arbeitssituation umzusetzen.
- Ärzte und Schwestern der Station nahmen die psychologischen und sozialen Probleme der Patienten systematischer wahr.
- Die klinische Arbeit profitierte von der Verbesserung des Informationsaustausches und des Pflegedokumentationssystems.
- Probleme bei der Betreuung Todkranker wurden ausführlich diskutiert, z.T. gelang es auch, das so Erarbeitete bei der Betreuung dieser Patienten umzusetzen.
- Erstmals wurde es auf dieser Station möglich, bei körperlich schwerstkranken Patienten mit „psychosomatischen" Erkrankungen im engeren Sinne (z.B. Colitis ulcerosa, Anorexia nervosa) eine psychotherapeutische Betreuung systematisch mit der internistischen Therapie zu verbinden.
- Besonders bewährt hat sich der regelmäßige und systematische Einsatz der Sozialarbeiterin: Der Bedarf nach Klärung der sozialen Situation und einem Angebot entsprechender Hilfestellung hat sich als noch größer erwiesen als erwartet.
- Allgemein akzeptiert wurde ein Erstinterviewkurs für die Assistenzärzte.

Warum ist das Projekt gescheitert?

Das Scheitern kann wahrscheinlich nur durch eine Zusammenschau verschiedener Teilperspektiven erklärt werden. *Mir* erscheinen folgende Gründe als die wichtigsten:

Das Grundprinzip, die systematische Erweiterung der Heilkunde, war den Beteiligten nicht genügend bewußt. Das stark strukturierende Vorgehen im Projekt war aus diesem Grundprinzip abgeleitet. Die Klinikleitung hatte dieses Grundprinzip nicht ausreichend akzeptiert und weder dieses Grundprinzip noch die hieraus abgeleiteten Konsequenzen für die Organisation der täglichen Arbeit den ärztlichen Mitarbeitern der Klinik und den Mitarbeitern im Pflegebereich ausreichend vermittelt. Die Mitarbeiter erwarteten entgegen der getroffenen Vereinbarung eher unmittelbaren Einsatz der Psychosomatiker beim Patienten parallel zur körperlichen Versorgung, zum Teil auch eher eine seelsorgerische Tätigkeit oder alternative Ansätze zur Schulmedizin. Unsere Vorschläge zur Veränderung der Organisation der klinischen Arbeit wurden so teilweise aus dem theoretischen Zusammenhang gerissen wahrgenommen und dann als mehr oder weniger willkürlich konzipiert und autoritär verordnet angesehen. Insgesamt stellte sich heraus, daß das Wissen und die Kompetenz der Mitarbeiter der Medizinischen Klinik I hinsichtlich des psychosomatischen Arbeitsbereichs in einem groben Mißverhältnis zu den gewählten Zielvorstellungen standen. Die Diskrepanzen zwischen den getroffenen Vereinbarungen und den tatsächlichen Erwartungen in der Praxis führten nicht selten zu unlösbaren Konflikten, die sich vielleicht durch eine Analogie veranschaulichen lassen: Während wir etwa ein Schachspiel für vereinbart hielten und die Kenntnis der Grundregeln voraussetzten, forderten die Partner uns entweder auf, Skat zu spielen oder die Unterschiede der Regeln beider Spiele zu diskutieren.

Eine Zusammenarbeit zwischen dem Leiter der I. Medizinischen Klinik und mir kam nicht zustande. Als Hauptgrund für das Scheitern des Projekts sehe ich im Rückblick, daß die geplante und von mir erwartete Zusammenarbeit zwischen Herrn Diehl und mir im konkreten klinischen Alltag nicht zustande kam. Damit fehlte die Voraussetzung für eine angemessene Einschätzung von Wertigkeiten und entschiedene Setzung von Prioritäten im Sinne der vereinbarten Zielvorstellungen. Folgen waren u.a. ein unzureichendes Verständnis für notwendige Ansätze zur Entlastung der Mitarbeiter im ärztlichen und pflegerischen Bereich und zur Unterstützung der Station gegenüber kritischen Reaktionen innerhalb anderer Bereiche der Klinik. Es gelang so nicht, den nötigen Schutzraum für das Projekt zu schaffen.

Veränderung der Zielvorstellungen. Eingehende Diskussionen während der Krise zeigten, daß die Klinikleitung die vereinbarte Integration des psychosomatischen Arbeitsansatzes in einen Teilbereich der Medizinischen Klinik I und den Aufbau einer eigenen psychosomatischen Arbeitsgruppe nicht – wie im Rahmen des Antrags an die Robert-Bosch-Stiftung vereinbart – als mit den übrigen Zielvorstellungen der Klinik für vereinbar hält.

Forciertes Vorgehen der Psychosomatiker. Aufgrund des Antrages an die Robert-Bosch-Stiftung (vgl. Anhang, S.106ff.) hielt ich ein konsequent strukturiertes Vorgehen bei der Realisierung des psychosomatischen Arbeitsansatzes in der Medizinischen Klinik I für vereinbart. Rückblickend hatte innerhalb der Klinik I trotz mancher Bemühungen keine ausreichende Verständigung über die Projektziele

und das geplante Vorgehen stattgefunden; so hatte die Mehrzahl der Ärzte und
Schwestern den Projektantrag entweder nicht bekommen oder nicht gelesen; dort
war der Antrag offensichtlich auch nicht ausreichend diskutiert worden. Unter
diesen Umständen erscheint mir im Nachhinein unser eigenes Vorgehen als zu
forciert. Anders betrachtet habe ich Bedenken meinerseits, die bereits in der
Anfangszeit auftraten, zu weitgehend verleugnet bzw. aus von mir geäußerten
Bedenken nicht in ausreichendem Maß Forderungen nach Konsequenzen abgeleitet. So sind dann insbesondere für Mitarbeiter im Pflegebereich zusätzliche, z.T.
unnötige Belastungen entstanden.

Anhang: Antrag an die Robert-Bosch-Stiftung

Dieser Antrag wurde von mir formuliert, von Herrn Diehl geringfügig modifiziert,
von ihm unterzeichnet und als gemeinsamer Antrag bei der Robert-Bosch-Stiftung
eingereicht:

Zusammenfassung

Bei mindestens 30–50% aller Patienten einer medizinischen Universitätsklinik ist
es nach dem heutigen Wissensstand in der Literatur und aufgrund meiner eigenen
Erfahrung erforderlich, psychosomatische Gesichtspunkte intensiver in die internistische Diagnostik und Therapie einzubeziehen. Der Internist kann diese Aufgabe nicht an den Fachpsychosomatiker delegieren; die Zahl der mitzuversorgen-
den Patienten ist zu groß, v.a. stehen in der Regel die somatischen und
psychologischen bzw. sozialen Probleme in so enger Wechselwirkung, daß eine
Aufteilung des Patienten in die Zuständigkeit verschiedener Fachgebiete nicht
durchführbar erscheint. Psychosomatische Arbeitsgruppen in Heidelberg, Lübeck
und Ulm haben gezeigt, daß ein derartiger integrativer Ansatz in der inneren
Medizin prinzipiell durchführbar ist. In Köln strebe ich an, in der medizinischen
Klinik eine eigenständige internistisch-psychosomatische Arbeitsgruppe aufzubauen.

Erstes Ziel des beantragten Projektes ist es, den psychosomatischen Arbeitsansatz systematisch in die internistische Krankenversorgung einer Bettenstation in
der I. Medizinischen Klinik der Universität Köln einzubeziehen. In der Tätigkeit
auf dieser Station soll sich die Psychosomatische Arbeitsgruppe konstituieren. In
einer zweiten Phase – nach 2 Jahren – sollen die Aufgaben der internistisch-psychosomatischen Arbeitsgruppe im Sinne eines Liaisondienstes für die übrigen
Krankenstationen der Klinik erweitert werden.

In das Projekt werden Mitarbeiter aus der Grundausstattung der I. Medizinischen Klinik und der Psychosomatischen Abteilung der Universität zu Köln eingebracht. Die Durchführung des Projektes hat jedoch die Einwerbung einer aus
Drittmitteln finanzierten Ergänzungsausstattung für die ersten 3 Jahre zur Voraussetzung: Es ist zunächst erforderlich, über eine Vermehrung der Mitarbeiter einen
Freiraum zu schaffen, der die erforderliche Neuorganisation der klinischen Routi-
neversorgung und den Erwerb der erforderlichen Fachkompetenz durch Mitarbei-

ter der Klinik erlaubt. Nach einer Förderungsphase von insgesamt 3 Jahren soll die internistisch-psychosomatische Arbeitsgruppe als ein Arbeitsschwerpunkt der I. Medizinischen Klinik aus der Grundausstattung der Klinik fortgesetzt werden.

Die beantragten Mittel sollen ganz für die Umgestaltung der klinischen Arbeit verwendet werden. Die wissenschaftliche Evaluation der in dieser Praxis erreichten Veränderungen erfolgt über ein zusätzliches Projekt, das gemeinsam von der I. Medizinischen Klinik und der Psychosomatischen Abteilung der Universität zu Köln beim Bundesministerium für Forschung und Technologie beantragt wurde.

Die Ergänzungsbedürftigkeit der inneren Medizin durch den psychosomatischen Arbeitsansatz

Ich gehe davon aus, daß bei einem Drittel bis der Hälfte aller Patienten der von mir geleiteten Klinik eine Indikation zur systematischen Mitberücksichtigung psychischer und sozialer Gesichtspunkte in Diagnostik und Therapie besteht. Dieser Bedarf wird durchgängig in der Literatur angegeben, er wurde zuletzt durch eine Bedarfsanalyse am Klinikum der Medizinischen Hochschule Hannover (Künsebeck 1984) bestätigt; die wissenschaftlich gewonnenen Befunde entsprechen darüber hinaus auch meiner eigenen klinischen Erfahrung an der Medizinischen Hochschule Hannover und an der Universität zu Köln. Arbeitsschwerpunkte der I. Medizinischen Klinik der Universität zu Köln liegen im Bereich der Onkologie, der Gastroenterologie und der Nephrologie. Die Indikation für eine Einbeziehung des psychosomatischen Verständnisansatzes in die internistische Diagnostik und Therapie bezieht sich damit sowohl auf Faktoren, die in der Pathogenese und im Krankheitsverlauf wirksam sind – z. B. bei Patienten mit Colitis ulcerosa, Morbus Crohn und Ulcus duodeni – als auch auf Probleme der Krankheitsverarbeitung – Patienten mit malignen Tumoren und Systemerkrankungen – als auch auf Schwierigkeiten im Bereich des Krankheitsverhaltens – u. a. Compliance von Patienten gegenüber ärztlichen Verordnungen.

Meines Erachtens kann der Internist ohne eine Berücksichtigung der psychosozialen Seite bei seinen Patienten selbst die Fortschritte der somatisch orientierten inneren Medizin vielfach nicht mehr rational zur Anwendung bringen. Vernachlässigt er diese wichtigen Aspekte von Krankheit und die intensive Kooperation mit dem für sich selbst mitverantwortlichen Patienten, so ist nicht selten ein unsystematisches, irrationales und unnötig kostenaufwendiges Vorgehen die Folge, das trotz allem persönlichen Engagement des einzelnen Arztes bestensfalls zu einer suboptimalen Versorgung des Patienten führt.

Der Internist ist aufgrund seiner eigenen Weiterbildung einerseits zwar nicht ausreichend mit Fachkompetenz für eine solche Integration des psychosomatischen Arbeitsansatzes ausgestattet, andererseits kann er diesen Aspekt der Krankenversorgung sicher nicht überwiegend an Fachpsychosomatiker, Fachpsychotherapeuten oder Psychiater delegieren. Gegen eine Delegation sprechen schon die große Zahl der dann etwa im Rahmen eines konsiliarischen Dienstes von Fachspezialisten mitzubetreuenden Patienten und die sich hieraus ergebenden zahlreichen Abstimmungsprobleme in der täglichen Arbeit. Hinzu kommt, daß es für den behandelnden Arzt wichtig ist, die körperlichen, psychischen und sozialen

Probleme gerade in ihrer Interaktion beachten zu können. Da sich zudem bei körperlich Kranken viele der psychischen Probleme nur über ihre (Wieder)darstellung in einer intensiven Arzt-Patient-Beziehung erkennen lassen, sollte m. E. für die Mehrzahl aller Patienten die Behandlung durch einen Arzt, in unserem Fall den verantwortlichen Internisten, angestrebt werden. Allerdings ist es für diesen Arzt von entscheidender Wichtigkeit, daß er ausreichend Fachkompetenz erwirbt und für ihn die Möglichkeit einer von einem entsprechenden Spezialisten durchzuführenden Supervision besteht.

Eigene Erfahrungen, die Ausgangssituation in Köln, bisherige Vorarbeiten

Während meiner Zeit als Oberarzt der Abteilung Hämatologie des Zentrums für Innere Medizin der Medizinischen Hochschule Hannover haben eine Reihe von Mitarbeitern und ich selbst an Balint-Gruppen teilgenommen, um zusätzliche Kompetenz für die Lösung der dargestellten Probleme insbesondere im Umgang mit unheilbaren und zum Tode Erkrankten zu erwerben. Allerdings wurde mir dabei zunehmend die Diskrepanz zwischen meinen in der Balint-Gruppenarbeit gewonnenen Einsichten und der Schwierigkeit deutlich, aus diesen Einsichten in der täglichen klinischen Praxis einer Krankenstation ausreichende Konsequenzen zu ziehen.

Diese Möglichkeit bietet sich mir an der von mir geleiteten I. Medizinischen Klinik der Universität zu Köln; ich habe mich deshalb unmittelbar nach Dienstantritt von Herrn Prof. Köhle, dem neuen Leiter der Psychosomatischen Abteilung, um eine enge Kooperation mit dem Ziel bemüht, die konkrete tägliche Arbeit auf den Krankenstationen unserer Klinik entsprechend dem psychosomatischen Verständnisansatz zu modifizieren.

Wir haben uns während der letzten 12 Monate gemeinsam um die Fortentwicklung des früher in Köln bestehenden Konsultationsdienstes zu einem intensiveren „Liaisondienst", wie er sich auch in angloamerikanischen Ländern bewährt hat, bemüht. So nehmen Herr Köhle und Mitarbeiter der von ihm geleiteten Abteilung an meiner Kurven- und Patientenvisite auf einer von mir geleiteten, z. T. durch Privatpatienten belegten Station teil. Eine Mitarbeiterin der Psychosomatischen Abteilung führt mit den Schwestern der Station einmal wöchentlich eine auf die im Umgang mit dem Kranken auftretenden Beziehungsprobleme ausgerichtete Besprechung durch; Herr Köhle und eine Mitarbeiterin führen einmal wöchentlich einen Kurs „Internistisch-psychosomatisches Erstgespräch" mit Assistenten meiner Klinik durch. Längerfristige psychotherapeutische Behandlungen bzw. Begleitungen werden überwiegend noch durch Mitarbeiter der Psychosomatischen Abteilung durchgeführt, einzelne Assistenten der Medizinischen Klinik beginnen jedoch, derartige Behandlungen unter Supervision des Psychosomatikers selbst zu übernehmen.

Während dieser intensiven Zusammenarbeit und ausführlicher Diskussion mit den Psychosomatikern ist mir klar geworden, daß eine auf Dauer gestellte Verwirklichung des psychosomatischen Arbeitsansatzes in der inneren Medizin neben unseren gemeinsamen Bemühungen um den Erwerb von Fachkompetenz auch weitergehende Veränderungen im Arbeitsablauf der stationären internistischen

Krankenversorgung erforderlich macht. Hinzu kommt, daß die Schwestern unserer Klinik, aber auch die ärztlichen Mitarbeiter, aufgrund der Intensivierung ihrer Beziehungen zu dem Patienten einer derartigen Erweiterung ihres Arbeitsansatzes auch zusätzlichen emotionalen Belastungen ausgesetzt sind und hierfür weitergehender Hilfestellungen, z. B. der Gesprächsmöglichkeit in Stationskonferenzen, bedürfen. Als wir nämlich begannen, bei einigen Patienten die psychischen und sozialen Probleme intensiver wahrzunehmen, fielen uns rasch gravierende Belastungen bei zahlreichen Patienten auf.

Meines Erachtens ist es erforderlich, bei jedem Kranken vom Aufnahmetag an systematisch psychosoziale Gesichtspunkte gleichrangig mit den somatischen Aspekten zu untersuchen und im weiteren Verlauf entsprechend den erhobenen Befunden zu gewichten und zu berücksichtigen. Dies setzt allerdings neben der erforderlichen Zeit, der entsprechenden Fachkompetenz vor allem eine auf diese zusätzliche Gesichtspunkte umgestaltete Organisation des Arbeitsablaufes voraus. Ärzte und Schwestern benötigen eine Möglichkeit zu ausführlichen Gesprächen, müssen jedoch vor allem in die Lage gesetzt werden, vertiefte Beziehungen zu den von ihnen betreuten Patienten eingehen und diese Beziehungen unter diagnostischen und therapeutischen Zielvorstellungen reflektieren zu können.

Eine Konsequenz hieraus ist z. B. die Änderung des Pflegesystems von einer in Köln z. Z. noch geübten „Funktionspflege" zu einem ganzheitlichen, individuellen Pflegeansatz, bei dem jeweils eine Schwester für die Betreuung weniger Patienten voll verantwortlich ist. Dabei ist uns bewußt, daß mit der Intensivierung der Beziehung auch die emotionale Belastung – in diesem Falle der Schwestern – zunimmt, der Schutz, der durch die Funktionsaufteilung im alten Pflegesystem auch gegeben war, wegfällt.

Zusammen mit der vermehrten Wahrnehmung der psychischen Probleme bei dem Patienten ist uns – insbesondere auch bei den Tumorpatienten – der große Bedarf nach sozialer Unterstützung und die Notwendigkeit einer möglichst frühzeitigen Planung von Rehabilitationsmaßnahmen in vermehrtem Maße aufgefallen. Auch unter dem Gesichtspunkt einer frühzeitigen Planung von Rehabilitationsmaßnahmen erscheint mir die Einbeziehung der psychosozialen Aspekte in die internistische Krankenversorgung vom ersten Tag der Aufnahme an wesentlich. In diesem Bereich ergeben sich allerdings auch zusätzliche Aufgaben, die die Mitarbeit einer Sozialarbeiterin bzw. eines Sozialarbeiters dringend erforderlich machen.

Ziele des Projekts

Angesichts des großen Bedarfs und nach meinen dargestellten Vorerfahrungen habe ich mich entschlossen, an der von mir geleiteten I. Medizinischen Klinik der Universität zu Köln eine eigenständige Arbeitsgruppe „Internistische Psychosomatik" einzurichten und so zu versuchen, den psychosomatischen Arbeitsansatz weitergehend in die internistische Krankenversorgung zu integrieren, als es im Rahmen eines Konsultations- und Liaisondienstes möglich ist.

Zusammen mit meinen an dieser Arbeitsrichtung interessierten Mitarbeitern und den Mitarbeitern der Psychosomatischen Abteilung habe ich als erstes Ziel die systematische Einbeziehung des psychosomatischen Arbeitsansatzes in die internistische Arbeit auf einer Krankenstation gewählt. Die konkrete Arbeit auf dieser Station soll sich am Konzept des sog. „Ulmer Modells" orientieren. Der entscheidende Unterschied zum Ulmer Modell besteht darin, daß diese Station nicht von Psychosomatikern, die sich zur Supervision Internisten holen, sondern von Internisten selbst betrieben werden soll. Die Mitarbeiter der Psychosomatischen Abteilung sollen dort lediglich zur Beratung und mit Fortbildungsaufgaben tätig sein.

Von dieser Krankenstation aus kann im zweiten Schritt die Arbeitsgruppe „Internistische Psychosomatik" im Sinne eines Liaisondienstes die Ärzte und Schwestern der übrigen medizinischen Stationen der I. Medizinischen Klinik beraten und fortbilden und – soweit möglich – ähnliche Entwicklungen auch auf den anderen Stationen in Gang bringen bzw. unterstützen.

Bei der von uns gewählten Krankenstation handelt es sich um eine internistische Station mit 18 Betten; etwa 50% der Patienten dieser Station sind Kranke aus dem Bereich der Onkologie; alle Patienten werden wegen der Schwere ihres Krankheitsbildes und/oder der Intensität der durchzuführenden diagnostischen und thrapeutischen Maßnahmen aufgenommen.

Die Organisation der Stationsarbeit (1), zusätzliche Mitarbeiter in neuen Rollen (2), die Fortbildung aller Beteiligten (3) soll sich am sog. Ulmer Modell (Köhle et al. 1980) orientieren.

1) Organisation der Station

Um dem psychosomatischen Verständnisansatz zu entsprechen, ist es erforderlich, ausreichend Zeit für Gespräche neu zu gewinnen bzw. die vorhandene Zeit (z. B. die Pflegemaßnahmen) für vertiefte Gespräche mit dem Patienten zu benutzen. Gleichzeitig muß die Möglichkeit bestehen, die Beziehungen, die sich zwischen Patienten und den Mitarbeitern des Stationsteams ergeben, im Team gemeinsam systematisch zu reflektieren und für Diagnostik und Therapie nutzbar zu machen. In diesen Besprechungen sollen gleichzeitig auch die zusätzlichen emotionalen Belastungen der Teammitglieder aufgefangen bzw. bearbeitet werden können.

Im einzelnen sollen folgende *Veranstaltungen* durchgeführt werden (vgl. Abb. 1):

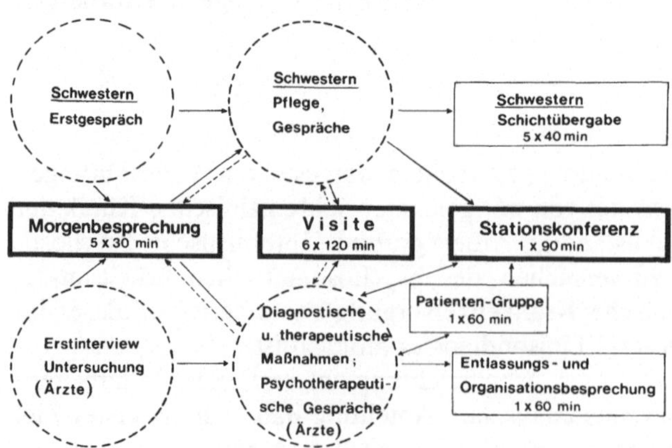

Abb. 1

Erstgespräch der Schwester. Jeder neu aufgenommene Patient wird zunächst von der für ihn zuständigen Schwester begrüßt; neben der ersten Kontaktaufnahme ist Ziel des Erstgesprächs die Erstellung einer „Pflegediagnose". Das Erstgespräch soll dem Patienten das Gefühl geben, daß er auf der Station „aufgenommen" ist und sich eine Schwester verantwortlich um ihn und seine Bedürfnisse in der zunächst fremden, oft beängstigenden Umwelt kümmert. Das Interesse der Schwester in diesem Erstgespräch gilt v. a. dem subjektiven Krankheitsgefühl des Patienten, der Art und dem Ausmaß seiner Hilfsbedürftigkeit, seinen subjektiven Vorstellungen über das Wesen und die Folgen der Erkrankung, seinen Erwartungen an den Krankenhausaufenthalt sowie seiner sozialen Situation und den Umständen bei Beginn der Erkrankung. In diesem Gespräch sollen bereits auch die Lebensumstände des Patienten für die Zeit nach dem Krankenhausaufenthalt geklärt werden.

Biographische Anamneseerhebung durch den Arzt. Idealtypisch im Anschluß an das Gespräch mit der Schwester erhebt der Arzt die biographische Anamnese bzw. führt das klinische Interview (nach Morgan u. Engel) durch; mit diesem Vorgehen soll der Patient seine Beschwerden und seinen bisherigen Krankheitsverlauf entsprechend seinem eigenen subjektiven Erleben und im Zusammenhang mit seiner Lebensgeschichte ausführlich darstellen können.

Morgenbesprechung. Während der „Morgenbesprechung" am folgenden Tag berichten Schwester und Arzt über die beiden Erstgespräche; im Anschluß daran versucht das gesamte Team, die erhobenen Befunde im somatischen, psychischen und sozialen Bereich zu gewichten und miteinander zu verbinden und im Anschluß daran einen integrierten internistisch-psychosomatischen Untersuchungs- und Behandlungsplan aufzustellen. Auf diese Weise soll es möglich werden, von Anfang an die genannten Betrachtungsweisen systematisch miteinander zu verbinden. Aus der Pflegediagnose wird ein „Pflegeplan" abgeleitet. Pflegeplan und eine ärztliche „Problemliste", aus der das weitere diagnostische und therapeutische Vorgehen abzuleiten ist, werden niedergeschrieben und bei den Krankenakten dokumentiert.

Stationskonferenz. Hier werden die Erfahrungen aus den einzelnen Beziehungen mit dem Patienten exemplarisch ausgetauscht, auf ihre Bedeutung für Diagnostik und Therapie hin geklärt sowie die weiteren erforderlichen Maßnahmen aufeinander abgestimmt. Die Arbeit erfolgt im Sinne von „Balint-Gruppen".

Pflegevisite und Schichtübergabe der Schwestern. Während der nachmittäglichen Pflegevisite führen die Schwestern noch ausstehende pflegerische Maßnahmen nach ärztlichen Verordnungen durch und versuchen gleichzeitig, gegen Ende des Tages, mit dem Patienten noch einmal ins Gespräch zu kommen. Die Schwestern erkundigen sich nach dem Befinden des Patienten und etwaigen aktuellen Bedürfnissen, sie besprechen mit ihm die Ergebnisse bereits durchgeführter Untersuchungen und erläutern ihm bevorstehende diagnostische und therapeutische Maßnahmen sowie die Wirkungsweise der verordneten Medikamente. Diese Pflegevisite kann von einer psychosomatisch erfahrenen Schwester begleitet und überwacht werden, so daß sich hier eine in die Praxis integrierte Fortbildungsmöglichkeit ergibt.

Auch während der Schichtübergabe der Schwestern sollen die Probleme im psychosozialen Bereich systematisch berücksichtigt werden. Auch hier ist die Anwesenheit einer mit Fachkompetenz ausgestatteten Supervisionsschwester wünschenswert.

Patientengruppe und Patientencafé. Ziel der Patientengruppe ist es, eine Möglichkeit zur Kontaktaufnahme der Patienten untereinander und zu Mitarbeitern der Station außerhalb der „Routinevorgänge" der Station zu bieten. Daneben soll es die Gruppe dem Patienten auch ermöglichen, gemeinsam Kritik an Vorkommnissen auf der Station, am Stationskonzept, aber auch am Verhalten einzelner Mitarbeiter zu äußern. Während dieser Gruppenbesprechungen kann - insbesondere wenn auch gestaltungstherapeutische Möglichkeiten eingesetzt werden - bei den Teilnehmern die Auseinandersetzung mit ihrer Krankheit und deren Folgen gefördert werden.

Ein zwangloses wöchentliches Treffen (als „Patientencafé" bezeichnet) kann die Kontaktaufnahme zwischen den Patienten unterstützen, gleichzeitig ergeben sich hier auch informelle Kontakte zwischen Angehörigen und Stationspersonal.

Entlassungs- und Organisationsbesprechung. Hier handelt es sich um eine kritische Nachbesprechung über die Betreuung bereits entlassener Patienten im Stationsteam.

Die tägliche Visite. Die tägliche Visite stellt auf Krankenstationen die Hauptmöglichkeit zur Kommunikation zwischen Arzt und Patient dar. Die Visite ist jedoch mit verschiedenen Aufgaben derartig überfrachtet, daß in der Regel die Möglichkeit zu einem unmittelbaren Gespräch zwischen Arzt und Patient kaum genutzt werden kann; im Vordergrund steht oft zu sehr der Informationsaustausch im Team, die Festlegung des weiteren therapeutischen Vorgehens u.a.m. Es ist deshalb erforderlich, die Funktionen der Visite zu entflechten: Informationsaustausch, Diskussion von Laborbefunden, Festlegung des Therapieplans usw. sollen vor dem Krankenzimmer stattfinden, so daß die Situation am Krankenbett ganz für das Gespräch zwischen Arzt und Patient freibleibt. Die systematischen Untersuchungen der Ulmer Arbeitsgruppe um Prof. Köhle haben gezeigt, daß dieses Ziel bei entsprechender Organisation und Weiterbildung der Mitarbeiter erreicht und die Visite unter diesen Bedingungen auch systematisch für die Aufgaben ärztlicher Psychotherapie genutzt werden kann.

2) Zusätzliche Mitarbeiter und ihre Rollen

Die „psychosomatische Schwester". Die „psychosomatische Schwester" soll bereits über Kompetenz in diesem Bereich verfügen und in der Lage sein, sich an der Fortbildung der übrigen Schwestern auf Station zu beteiligen. Zu den Aufgaben dieser Schwester gehört es, zunächst zu versuchen, die übrigen Schwestern für Veränderungen innerhalb ihres Arbeitsbereichs zu gewinnen. Durch die Umstellung der Organisation allein, aber auch durch die zusätzlichen emotionalen Belastungen wird bei allem Engagement der Beteiligten auch mit Widerständen gegen die Veränderungen zu rechnen sein. Zu den Aufgaben der „psychosomatischen Schwester" gehört neben der unmittelbaren Unterstützung ihrer Kolleginnen auch, diesen in der noch häufig ungewohnten Aufgabe der Artikulation ihrer Widerstände und Forderungen gegenüber den Ärzten zu helfen. Im Ulmer Konzept hatte diese Schwester nicht selten die Führung bei solchen notwendigen Auseinandersetzungen zu übernehmen. Zusammengefaßt kommt ihr so v.a. auch eine Vermittlerrolle zu.

Im Rahmen der Krankenversorgung beteiligt sich die „psychosomatische Schwester" an der Basispflege und versucht, diese exemplarisch patientenzentriert zu gestalten. Sie berät die übrigen Schwestern bei Problemen im Umgang mit Patienten und versucht, in den gemeinsamen Besprechungen, z.B. bei der Schichtübergabe, die psychosozialen Probleme der Patienten mit herauszuarbeiten. Sie berät die übrigen Schwestern beim Erlernen und bei der Durchführung neuer Gesprächsformen (z.B. Erstgespräch).

Die „Sozialarbeiterin"/der „Sozialarbeiter". Das Selbstverständnis der Sozialarbeit im Krankenhaus hat sich seit Jahren gewandelt. Sozialarbeit versteht sich nicht mehr überwiegend als Fürsorgetätigkeit, die sich fast ausschließlich mit materiellen Hilfestellungen befaßt, sondern sie will dem Kranken Hilfe zur eigenen Bewältigung seiner psychosozialen Probleme und dementsprechend im Rehabilitationsverlauf anbieten. Diesem Arbeitsansatz entspricht es, daß die Sozialarbeiterin (der Sozialarbeiter) ständig Mitarbeiter(in) im Stationsteam ist und nicht erst bei dem Auftreten materieller Probleme (die zudem häufig nicht erkannt werden) von außen hinzugeholt wird. Die Sozialarbeiterin nimmt an den täglichen Aufnahmebesprechungen und an allen weiteren Konferenzen teil, um rechtzeitig selbst ihre Auffassung über die Probleme der Patienten in die Diskussion einbringen, um eventuell die Indikation für ihre eigene Intervention stellen zu können. In ihrem Bemühen, die Patienten bei der Verarbeitung der Krankheitsfolgen in materieller, psychischer und sozialer Hinsicht zu unterstützen, achtet die Sozialarbeiterin v.a. auf die sozialen Beziehungen der Kranken. Hier stellt sich die Aufgabe, den Patienten dabei zu helfen, auch während der Erkrankung ihre bisherigen sozialen Beziehungen aufrechtzuerhalten und gestörte, belastende Beziehungen umgestalten zu können. Bei entsprechender Indikation führt sie mit dem Patienten und, falls erforderlich, mit den Angehörigen Beratungsgespräche. Die Sozialarbeiterin leitet die wöchentlich stattfindende offene Patientengruppe mit dem Ziel, die Kranken darin zu unterstützen, intensivere Kontakte mit Mitpatienten aufzunehmen, damit ihre soziale Isolation im Krankenhaus zu verringern, um sich mit ihrer Krankheit und den Folgen auseinanderzusetzen.

Die Sozialarbeiterin wird sich darüber hinaus frühzeitig darum bemühen, Teile dieses neuen Arbeitsansatzes auch anderen Krankenstationen der I.Medizinischen Klinik anzubieten. Sie könnte auch auf andere Stationen Patientengruppen (an)leiten und einmal wöchentlich eine Konferenz durchführen, in der Schwestern und Ärzte über dringende soziale Probleme ihrer Patienten berichten.

Zusätzliche Arztstelle. Für den Aufbau der internistisch-psychosomatischen Arbeitsgruppe wird eine zusätzliche Arztstelle benötigt. Diese Stelle soll es ermöglichen, entweder einen Arzt für innere Medizin mit zusätzlicher psychotherapeutischer Weiterbildung einzustellen oder einen Arzt (Ärztin) der I. Medizinischen Klinik für eine solche Weiterbildung (z. B. über eine Mitarbeit an der Psychosomatischen Abteilung im Rotationsverfahren) freizustellen. Bei der 2. Lösung wird ein Mitarbeiter der Psychosomatischen Abteilung weitgehend für die Arbeit auf der Station freigestellt. Aufgabe des zusätzlichen Arztes ist es, zunächst selbst exemplarisch den internistisch-psychosomatischen Arbeitsansatz zu vertreten und die Besprechungen und Konferenzen zu leiten. Er sollte möglichst weitgehend voll in der Krankenversorgung auf der Station tätig sein. Nach Möglichkeit sollte dieser Arzt im Verlauf von 2–3 Jahren Oberarztfunktion und die Leitung der internistisch-psychosomatischen Arbeitsgruppe übernehmen können.

3) Fortbildung

Die Ärzte der Station sollten die Fortbildung zum Zusatztitel Psychotherapie anstreben, in jedem Fall jedoch zusätzlich zu den Veranstaltungen auf Station an einer Balint-Gruppe und an einem Kurs zur Interviewführung, wie er an unserer Klinik von Mitarbeitern der Psychosomatischen Abteilung durchgeführt wird, teilnehmen. Für die Krankenschwestern werden wir eine intensive Fortbildungsmöglichkeit in Anlehnung an den früheren Ulmer Weiterbildungsansatz „patientenzentrierte Pflege/psychosomatische Medizin" einrichten. Hier können die Lehrbausteine des Ulmer Kurses herangezogen werden. Während der Anfangszeit werden wir auf die Mitwirkung ehemals in Ulm tätiger Schwestern zurückgreifen. Eine dieser Schwestern, Frau Erath-Vogt, hat bereits die erste derartige Fortbildungsveranstaltung bei uns durchgeführt. Die Finanzierung dieser Zusammenarbeit ist sichergestellt.

Kooperation mit der Psychosomatischen Abteilung

Mitarbeiter der Psychosomatischen Abteilung werden Supervision der Arbeit auf der geplanten Station übernehmen und die Fortbildung der Mitarbeiter tragen.

Die Zuordnung der neuen Mitarbeiter soll so erfolgen, daß ihre Arbeit in den Verantwortungsbereich der Medizinischen Klinik fällt, sie also dort angestellt sind, daß sie aber gleichzeitig fest in die Fachaufsicht der Psychosomatischen Abteilung miteingebunden sind. Aus der bisherigen guten Zusammenarbeit mit der Psychosomatischen Abteilung ist ein auch persönliches Vertrauensverhältnis gewachsen, das mir als entscheidende Grundlage für die geplante Intensivierung erscheint.

Wissenschaftliche Evaluation des Projektes

Die bei der Robert-Bosch-Stiftung beantragten Mittel sollen ausschließlich den beschriebenen Veränderungen der Arbeitspraxis zugutekommen. Selbstverständlich ist es jedoch erforderlich, diese veränderte Praxis systematisch zu evaluieren. Dies soll in zweierlei Hinsicht erfolgen.

1) Überprüfung der Qualität der durchgeführten Arbeit

So soll untersucht werden, ob es mit unserem ganz von Internisten getragenen Projekt gelingt, annähernd die Standards der Ulmer Modellstation zu erreichen. Diese Fragestellung soll durch die Untersuchung des Arztverhaltens im Verlauf von Visitengesprächen geprüft werden. Diese Untersuchung wird von Mitarbeitern der Psychosomatischen Abteilung durchgeführt, die aus dem Ulmer Projekt über die entsprechenden methodischen Ansätze und Auswertungsverfahren verfügen.

2) Überprüfung der Effektivität unter dem Aspekt des Beitrags zur Rehabilitation von Krebskranken

Ich habe gemeinsam mit Prof. Köhle, Leiter der Psychosomatischen Abteilung, auf die Ausschreibung des Bundesministeriums für Forschung und Technologie ein Projekt „Behandlungsintegrierte Rehabilitation von Krebskranken" beantragt, das wir mit anderen Arbeitsgruppen im Verbund durchführen wollen. In diesem Projekt soll die Effektivität der Einbeziehung psychosozialer Gesichtspunkte in die Akutversorgung unter dem Rehabilitationsaspekt überprüft werden. Die Förderung der Planungsphase dieses Verbundprojektes wurde im April im Rahmen einer interministeriellen Absprache bewilligt, z.Z. wird vom Projektträger der Antrag für diese Planungsphase, während der an der Psychosomatischen Abteilung der Universität zu Köln ein Planungssekretariat eingerichtet werden soll, geprüft. Mit der Bewilligung ist im Herbst 1985 zu rechnen.

Zeitplan

Mit dem dargestellten Projekt „Internistisch-psychosomatische Station" und dem damit verbunden Aufbau einer internistisch-psychosomatischen Arbeitsgruppe bei der I. Medizinischen Klinik der Universität Köln könnte unmittelbar nach Bewilligung der Mittel begonnen werden. Wir haben folgenden Zeitplan ausgearbeitet:
   01.01.–31.12. 1986 Konzentration auf die Neuorganisation der Stationsarbeit, Einstellung und Fortbildung motivierter und geeigneter Mitarbeiter sowohl auf die Planstellen der I. Medizinischen Klinik als auf die neu zu schaffenden Stellen, intensive Fortbildung dieser Mitarbeiter.
   01.01.–31.12. 1987 Beginn der Evaluation der bis dahin zur Routine gewordenen Stationsarbeit in 2 Teilprojekten (Visitenforschung, Rehabilitationsforschung).
   Ab 01.01. 1987 werden voraussichtlich auch die Mittel aus der Förderung des BMFT zur Verfügung stehen.
   01.01.–31.12. 1988 Übertragung des Arbeitsansatzes auf der Modellstation auf andere Arbeitsbereiche der Klinik, Aufbau der festen Arbeitsgruppe „internistische Psychosomatik" der I. Medizinischen Klinik, Leitung dieser Gruppe durch einen Oberarzt der Klinik.

Beantragte Mittel

Für die ersten 3 Jahre des Projektes sind wir darauf angewiesen, daß aus Drittmitteln folgende zusätzliche Stellen geschaffen werden können:

1) die Stelle eines zusätzlichen Arztes, der bereits Kompetenz in diesem Bereich der psychosomatischen Medizin mitbringt; Bezahlung nach BAT IIa/Ib, ca. DM 70000–DM 80000;
2) Stelle für eine(n) zusätzliche(n) – fortgebildete(n) – Krankenschwester (Krankenpfleger) für den Bereich „patientenzentrierte Pflege/psychosomatische Medizin"; Bezahlung nach Kr VI, ca. DM 60000;
3) Stelle für eine Sozialarbeiterin (Sozialarbeiter), bezahlt nach BAT V, ca. DM 50000.

Versuch einer Integration des psychosomatischen Arbeitsansatzes in der stationär-internistischen Krankenversorgung: Anmerkungen aus der Sicht des internistischen Oberarztes*

M. Schaadt

Nachdem das theoretische Konzept der Kooperation zwischen der Abteilung für Psychosomatik und der Medizinischen Klinik I vorgestellt worden ist, möchte ich aus der Sicht des internistischen Oberarztes einige Anmerkungen über die Probleme und Schwierigkeiten machen, die sich in der täglichen Arbeit gezeigt haben.

Ich möchte noch einmal die sachlichen Bedingungen in Erinnerung rufen, unter denen der Versuch gemacht worden ist, den psychosomatischen Arbeitsansatz in die stationär-internistische Krankenversorgung zu integrieren. Ort der Handlung ist eine internistische Bettenstation mit überwiegend hämatologischen und onkologischen Patienten, d.h. mit Schwer- und Schwerstkranken, bei deren adäquater Versorgung ein erheblicher Aufwand an Zeit und Konzentration sowohl vom ärztlichen als auch vom pflegerischen Personal gefordert ist. In diesem Umfeld wollten wir etwas Zusätzliches tun, wir wollten uns vermehrt auch um die psychischen und sozialen Belange unserer Patienten kümmern.

Entsprechend dem vorgestellten Konzept sollten durch zusätzliche Mitarbeiter, die von der Bosch-Stiftung finanziert wurden (ein Arzt, eine Schwester), Freiräume geschaffen werden, die es gestatten sollten, mehr Zeit für den einzelnen Patienten aufwenden zu können.

Es wurden regelmäßige Besprechungen angesetzt, um eine Möglichkeit zu schaffen, die Beobachtungen von ärztlicher und Schwesternseite zusammenzutragen und Konzepte für den Umgang mit dem Patienten und seiner Krankheit zu entwickeln.

Zusätzliche Kompetenz sollte in dieses Projekt dadurch eingebracht werden, daß Mitarbeiter der psychosomatischen Abteilung regelmäßig an den Besprechungen teilnehmen, einmal pro Woche eine Psychologin eine Visite begleitete und dadurch, daß der zusätzliche Arzt gleichzeitig eine fortgeschrittene Ausbildung auf dem Gebiet der Psychotherapie mitbringen sollte.

Was die Vermehrung der Zahl der Mitarbeiter angeht, und hier möchte ich mich auf den ärztlichen Sektor beschränken, hat sich gezeigt, daß ein zusätzlicher Mitarbeiter keineswegs 40 zusätzliche Arbeitsstunden pro Woche an wirklichem Freiraum bringt. Man muß sich vor Augen halten, daß nahezu 50% der Arbeitszeit von den Stationsärzten gemeinsam, d.h. nicht arbeitsteilig, geleistet wird. Dies

---

* Kooperationsprojekt zwischen der I.Medizinischen Klinik (Direktor Prof. Dr. V.Diehl) und der Psychosomatischen Abteilung (Leiter Prof. Dr. K.Köhle) der Universität zu Köln; gefördert von der Robert-Bosch-Stiftung, Stuttgart.

bezieht sich insbesondere auf die Besprechungen und auf die Visiten. So war die zeitliche Entlastung nicht so groß, wie wir es uns vorher, vielleicht etwas blauäugig, erwartet hatten. Dazu kam, daß der zusätzliche Arzt (in der ersten Hälfte des Jahres ein zivildienstleistender Arzt aus der Abteilung für Psychosomatik, später ein über das Projekt eingestellter Kollege) zunächst größte Schwierigkeiten hatte, sich in den organisatorischen Ablauf einer solch spezialisierten internistischen Station einzufügen. Als problematisch erwies sich auch, daß von den nunmehr 3 Assistenzärzten auf dieser 18-Betten-Station 2 (ein Klinikassistent und der zusätzliche Kollege) ein sehr starkes Interesse für psychosomatische Fragen entwickelten und im Elan des neuen Projektes dieses auch sehr stark in den Vordergrund stellten. Diese Faktoren führten dazu, daß phasenweise das sehr komplizierte „Handling" der Diagnostik und Therapie dieser schwerkranken Patienten nur unter Schwierigkeiten zu gewährleisten war. Hinzu kamen Lücken im Informationsfluß zwischen den beteiligten Kollegen, was bei einer vermehrten Zahl an Beteiligten auch verständlich ist.

In dieser Situation sah ich mich veranlaßt einzugreifen, um den internistischen Standard nicht zu gefährden. Es wurde vereinbart, daß jeweils ein bestimmter Patient einem bestimmten Stationsarzt zugeordnet wurde, wobei dieser die Verpflichtung hatte, sozusagen als letzte Instanz alle Informationen über diese reduzierte Patientenzahl im Kopf zu haben. Zusätzlich erschien dieses Verfahren auch geeignet, eine engere persönliche Bindung zwischen Arzt und Patient zu ermöglichen. Diese Organisationsform schaffte Entlastung an der somatischen Front, wobei natürlich andere Störfaktoren, wie z. B. mangelnde internistische Erfahrung, davon unberührt blieben. Andererseits entwickelten sich anfangs teilweise groteske Eifersuchtsszenen, etwa nach dem Motto: „Du hast schon wieder mit meinem Patienten gesprochen!" Zusammenfassend muß man feststellen, daß die Vermehrung der Zahl der ärztlichen Mitarbeiter per se keine Patentlösung darstellt und in unserem konkreten Fall zu erheblichen zusätzlichen Problemen geführt hat. Das mag sicher auch an der Zusammensetzung dieser Gruppe gelegen haben. Generell halte ich jedoch die Zahl von 3 Stationsärzten auf einer 18-Betten-Station für eine Grenze. Darüber hinaus werden die Reibungsverluste so groß und die Zusammenarbeit mit den Schwestern so schwierig, daß die Gesamteffizienz deutlich absinkt.

Die Einführung gemeinsamer Besprechungstermine war unter dem Gesichtspunkt des Informationsaustausches sicherlich notwendig, bedeutet aber in dem dichtgedrängten Tagesablauf einer internistischen Universitätsklinik einen großen Zeitaufwand.

Die allmorgendliche Besprechung von einer halben Stunde vor Beginn der Visite hat sich eindeutig als Gewinn erwiesen, da sie sich als eine zentrale Drehscheibe für alle Informationen im Stationsablauf bewährt hat.

Wesentlich problematischer war die einmal wöchentlich stattfindende Stationskonferenz am Nachmittag, für die eine Dauer von anderthalb Stunden angesetzt war. So sehr ich theoretisch akzeptiere, daß für derartige Gespräche Zeit notwendig ist, so ist es doch schwer, regelmäßig anderthalb Stunden aus dem normalen Ablauf herauszubrechen, ein Zeitraum, in dem im internistischen Tagesablauf normalerweise mehrere und unterschiedliche Dinge erledigt werden müssen. Sofern Probleme von Patienten oder im Umgang mit Patienten und ihrer Krankheit deutlich wurden, erschien es auch aus unserer internistischen Sicht sinnvoll, diese Zeit zu investieren und gemeinsam mit den Psychosomatikern darüber zu sprechen. In anderen Fällen trat jedoch rasch ein großes Schweigen ein, und die einzelnen Teilnehmer rutschten unruhig auf ihrem Stuhl hin und her mit dem Bewußtsein, daß andere wichtige Dinge während dieser Zeit liegen bleiben mußten.

Darüber hinaus hatten wir auch wenig Verständnis dafür, daß Probleme, die sich innerhalb des Stationsteams zwischen den einzelnen Berufsgruppen zwangsläufig ergaben, bei dieser Gelegenheit nicht besprochen werden konnten, da die Psychosomatiker darauf bestanden, man müsse ausschließlich über die Patienten sprechen.

Zusammenfassend hat sich also die regelmäßige Morgenbesprechung als wirkliche Verbesserung erwiesen, während ich bei der Beurteilung der anderthalbstündigen wöchentlichen Stationskonferenz das Verhältnis von Nutzen und Aufwand eher skeptisch beurteilen möchte.

Der 3. Punkt, auf den ich eingehen möchte, ist die Kooperation mit den Mitarbeitern der Abteilung für Psychosomatik. Von dieser Seite haben wir kompetente Hilfe erwartet in unserem Bemühen, die psychosozialen Belange der Patienten stärker zu berücksichtigen. Das Projekt sollte nicht nur von gutem Willen und frommem Bemühen bestimmt werden, sondern von kompetenter Seite unterstützt und mitgetragen werden.

In meinen Augen war die Hauptschwierigkeit dieser Kooperation, daß die „Psychos", wie sie von uns liebevoll genannt werden, zu den Besprechungen immer von außen kamen und auch anschließend wieder nach außen verschwanden. Wenn es um die unmittelbare Arbeit mit den Patienten ging, waren wir allein gelassen. Sicherlich haben wir bei den Besprechungen viele kluge Ratschläge bekommen, aber aus unserer internistischen Sicht hat es uns immer gestört, daß die „Psychos" die Patienten, über die sie gesprochen haben, nur aus unseren Berichten kannten. Die einmalige wöchentliche Visitenbegleitung durch eine Psychologin erschien uns zu wenig.

Als sehr problematisch hat sich auch die Belegung der Station mit überwiegend schwerstkranken Patienten gezeigt. An Tröstung und Sterbebegleitung waren die „Psychos" nicht interessiert. Dies sind aber Probleme, die die Ärzte und insbesondere auch die Schwestern auf einer solchen Station ständig stark belasten und denen sie sich im Gegensatz zu den „Psychos" nicht entziehen können und wollen. Auf diesem Hintergrund erschien uns die Beschäftigung mit psychosomatischen Erkrankungen, wie Colitis ulcerosa oder Anorexia nervosa, von der Zeit und von der Intensität des Aufwandes überdimensioniert. Natürlich konnten wir rein rational akzeptieren, daß man an solchen Patienten vieles sehen lernen kann. Dennoch erscheint es uns bis heute inadäquat, daß wir stundenlang über eine Patientin mit Durchfällen diskutiert haben, während für Patienten, die sich mit einer aussichtslosen Diagnose auseinandersetzen mußten oder an ihrer Leukämie qualvoll zu Tode kamen, wenig Interesse bestand. Hinzu kam, daß bei den Stationsärzten viel guter Wille und teilweise hohes Engagement für die Beschäftigung mit der Psyche der Patienten vorhanden war, daß jedoch der Mangel an Fachkompetenz allzu oft zu amateurhaftem Flügelschlagen in diesem Bereich geführt hat.

Aus meiner heutigen Sicht halte ich daher die kompetente Hilfe von Fachleuten, die nur punktuell bei Besprechungen greifbar sind, für nicht ausreichend. Ich wünsche mir einen erfahrenen Psychologen, der nicht unbedingt Mediziner sein muß, der aber ständig innerhalb des Teams auf der Station mitarbeitet und auch Interesse aufbringen kann für die Begleitung sterbender Patienten. Nach unseren Erfahrungen erscheint mir die totale Integration der somatischen und psychologischen Betreuung in der Person des Stationsarztes unter den skizzierten Bedingungen als eine Überforderung. Ich sehe die Gefahr, daß derartige Zwitter auf keinem Gebiet wirkliche Kompetenz erreichen, daß wir auf diese Weise Amateurpsychointernisten heranbilden. Die vertrauensvolle Zusammenarbeit, nicht nur die Beratung, eines erfahrenen Internisten mit einem erfahrenen Psychologen erscheint mir unter unseren Bedingungen mehr Erfolg im Interesse der Patienten zu versprechen. Das sollte nach meinem Verständnis nicht dazu führen, daß alle Gespräche, die über den Informationsaustausch über rein somatische Belange zwischen Arzt und Patient hinausgehen, an den Psychologen delegiert werden. Es soll weiterhin das Anliegen des Arztes sein, vermehrt auf die psychischen Belange seiner Patienten einzugehen. In einer solchen Zusammenarbeit hätte der Arzt aber die Möglichkeit, sich unmittelbar mit dem kooperierenden Fachmann zu beraten, der den Patienten ebenso kennt wie er selbst. Schwierigere Probleme sowie eigentliche psychotherapeutische Aufgaben könnte der Psychologe unmittelbar selbst übernehmen, aus seiner Fachkompetenz heraus erklären und mit dem Team besprechen.

Sachverzeichnis